専門医が教える
筋痛性脳脊髄炎／慢性疲労症候群 診療の手引き

ME
CFS

編著 倉恒弘彦 一般社団法人日本疲労学会 理事
　　 松本美富士 一般社団法人日本線維筋痛症学会 理事

日本医事新報社

謹 告

本書に記載されている事項に関しては，発行時点における最新の情報に基づき，正確を期するよう，著者・出版社は最善の努力を払っております。しかし，医学・医療は日進月歩であり，記載された内容が正確かつ完全であると保証するものではありません。したがって，実際，診断・治療等を行うにあたっては，読者ご自身で細心の注意を払われるようお願いいたします。本書に記載されている事項が，その後の医学・医療の進歩により本書発行後に変更された場合，その診断法・治療法・医薬品・検査法・疾患への適応等による不測の事故に対して，著者ならびに出版社は，その責を負いかねますのでご了承下さい。

はじめに

慢性疲労症候群（chronic fatigue syndrome；CFS）とは，米国疾病対策センター（Center for Disease Control and Prevention；CDC）が組織した研究者グループにより，原因不明の強度の慢性疲労を特徴とする病態の解明に向けて，調査対象を明確にするために作成された調査基準の名称である。

1984年，米国ネバダ州において，激しい倦怠感とともに脱力，全身の痛み，思考力低下，睡眠異常などが長期に続くため日常生活や社会生活に支障をきたすような患者の集団発生が報告された。CDCは研究者グループを組織して病因ウイルスの調査を行ったが，病因ウイルスと呼べるようなものは特定できなかった。そこで，病因解明に向けての調査対象を明確にするため1つの調査基準を1988年に発表した。これが，その後世界中で広く診断基準として利用されるようになったCDC診断基準である。

一方，イギリスではCFSという概念が発表される以前より，ウイルス感染症などを契機とし全身の筋肉痛や倦怠症状を主な徴候とする病態を筋痛性脳脊髄炎（myalgic encephalomyelitis；ME）と診断してきた。MEとは，いくつかの集団発生が確認されたことや中枢神経症状がみられることから，ウイルス感染に基づく脳神経系の炎症を想定し，全身の筋肉痛を主症状としていることより名づけられた臨床的な診断名である。2011年には，国際的なME診断基準が発表されており，最近の医学雑誌ではME/CFSとしてこの病気を取り上げている報告が多い。

日本においては，1990年に日本内科学会近畿地方会でCFS症例が報告されたことがきっかけとなり，1991年に旧厚生省CFS調査研究班（班長：木谷照夫）が発足し，9年間にわたって病因・病態の解明，治療法の開発に向けた臨床研究が実施されている。当初は，CFSをウイルス感染症に基づく病態と想定し，原因ウイルスを探す研究が盛んに行われたが，多くのCFS患者に共通した病因ウイルスは見出すことはできなかった。一方，多くのCFS患者では保険診療では明らかにできなかった神経系，免疫系，内分泌系の異常が存在していることも判明した。そこで研究班では，CFSは種々の感染症や生活環境ストレスに伴うウイルス再活性化により惹起された神経系，免疫系，内分泌系の異常に基づく複雑な病態であるという仮説を提唱し，病因・病態の解明に向けた臨床研究継続の必要性を訴えていた。

なお，CFSでは疲労という誰もが日常生活で経験している症状を病名として用いていることから，「症状を過剰に表現しているだけではないか」「さぼっているのではないか」といった誤解や偏見を受けやすい問題が指摘されていた。そのため，厚生労働省「慢性疲労症候群の病因病態の解明と画期的診断・治療法の開発」研究

班（代表：倉恒弘彦）の臨床診断基準検討委員会において，2016年4月以降は世界的に広く用いられている筋痛性脳脊髄炎/慢性疲労症候群（ME/CFS）を正式病名として用いることが決められている。

　2015年，大きな転機が訪れた。それは，米国国立衛生研究所（National Institutes of Health；NIH）やCDCに勧告する立場にある米国医学研究所（Institute of Medicine；IOM）が，世界中で報告されてきたCFSやMEに関する論文約9,000編をレビューし，ME/CFSに対する新たな疾病概念として全身性労作不耐疾患（systemic exertion intolerance disease；SEID）を提唱したことによる。この提言では，ME/CFSを患者の健康や活動に深刻な制限をもたらす全身性の複雑な慢性疾患であると認定し，臨床医に対してME/CFSは重篤な全身疾患であることを理解して診断・治療に取り組むようにと呼びかけている。この発表を受け，NIHでは全国の国立神経疾患・脳卒中研究所が中心となって対応することを決めるとともに，NIHクリニカルセンターにおいて，病因・病態の解明に向けた臨床研究を開始した。

　日本においても，大阪市立大学，国立研究開発法人 理化学研究所の研究グループが脳内神経炎症（ミクログリアの活性化）を直接調べることができる特殊な検査法（ポジトロンCT）を用いた臨床試験により，ME/CFS患者では視床，中脳，橋などにおいて神経炎症がみられ，炎症の程度と臨床病態に関連があることを2014年に世界で初めて報告し，現在も大規模な臨床確認試験を実施している。

　そこで，本書では厚生労働省・日本医療研究開発機構（Japan Agency for Medical Research and Development；AMED）研究班においてこれまで実施してきたME/CFSの病因・病態の解明や治療法の開発にご協力頂いた先生方にお願いし，ME/CFSの概念，歴史や疫学，診断および鑑別疾患，治療などについて，最新の知見をまとめて頂いた。本書を通じて，多くの皆さんにME/CFSについて正しく理解して頂き，ME/CFSの診療や知識の普及・啓発にご協力頂ければ望外の喜びである。本書が，ME/CFSで苦しんでおられる多くの患者さんや家族の方々への支援に少しでも役立つことを心より願っている。

　2019年9月

一般社団法人 日本疲労学会　理事　　**倉恒弘彦**

一般社団法人 日本線維筋痛症学会　理事　　**松本美富士**

編著者		執筆項目
倉恒弘彦	一般社団法人日本疲労学会 理事/関西福祉科学大学 健康福祉学部 学部長（教授）/大阪市立大学大学院医学研究科 代謝内分泌病態内科学 客員教授	4, 6, 7
松本美富士	一般社団法人日本線維筋痛症学会 理事/藤田医科大学 内科学 客員 教授/東京医科大学 医学総合研究所 客員教授	10

執筆者（執筆順）

山口浩二	大阪市立大学医学部附属病院 疲労クリニカルセンター	1
福田早苗	関西福祉科学大学 健康福祉学部 教授	2, 13
岡　孝和	国際医療福祉大学病院 心療内科 部長	3, 14
伴　信太郎	愛知医科大学医学部 特命教授/医学教育センター長/シミュレーショ ンセンター長，愛知医科大学メディカルクリニック 総合診療科	5, 8
佐藤元紀	名古屋大学医学部附属病院 総合診療科 講師	8
胡　暁晨	名古屋大学大学院医学系研究科 総合医学専攻総合診療医学 研究員	8
藤江里衣子	藤田医科大学医学部 医療コミュニケーション 講師	8
吉原一文	九州大学大学院医学研究院 心身医学 講師	9
山田真介	大阪市立大学大学院医学研究科 代謝内分泌病態内科学 講師	11
稲葉雅章	大阪市立大学大学院医学研究科 代謝内分泌病態内科学 教授	11
鄭　忠和	和温療法研究所 所長/獨協医科大学 特任教授	12
増田彰則	増田クリニック 院長	12
胸元孝夫	志學館大学 人間関係学部心理臨床学科 教授	12
天野惠子	一般財団法人 野中東晧会 静風荘病院 顧問	15
遊道和雄	聖マリアンナ医科大学 難病治療研究センター センター長/教授	16

目　次

1 歴史 ………………………………………………………… 1

2 疫学調査 …………………………………………………… 15

3 病因と病態 ………………………………………………… 20

4 ME/CFS におけるミクログリアの活性化 ……………… 30

5 診断法（臨床診断基準と研究用診断基準）…………… 35

6 検査異常 …………………………………………………… 48

7 日本における治療の実態と予後 ………………………… 59

8 集学的治療 ………………………………………………… 66

9 心療内科的治療 …………………………………………… 77

10 ME/CFS と線維筋痛症（FM）………………………… 88

11 睡眠異常 …………………………………………………… 101

12 和温（WAON）療法 …………………………………… 112

13 サプリメント投与 ………………………………………… 127

14 ヨガ併用療法 ……………………………………………… 131

15 現在進行中の新しい治療法 ……………………………… 145

16 治療に関するシステマティックレビュー ……………… 159

索　引 ……………………………………………………… 170

1

歴史

山口浩二

1 ── 19世紀までのME/CFS

1) 病名の変遷

　　筋痛性脳脊髄炎/慢性疲労症候群(myalgic encephalomyelitis/chronic fatigue syndrome；ME/CFS) は，原因不明の疾患で，健康に生活していた人に高度の全身倦怠感，易疲労，軽微な労作後に著しく遷延化する疲労感，全身広範囲の疼痛，微熱，咽頭痛，リンパ節腫脹，起立困難などの様々な身体症状に，思考力・集中力・注意力の低下といった認知機能障害や精神症状，睡眠障害などの種々の症状をきたす。この状態が長期間持続するため，社会生活が困難になる疾患であるが，類似の症状を呈する疾患は古くから知られており，その時代時代で種々の名称がつけられてきたことから，"disease of a thousand names" "old wine in new bottles"と言われている。

　　倦怠感は，発熱，疼痛とともに生体の三大アラームのひとつで，きわめて普遍的な症状であり，多くの疾患でみられるだけでなく，種々の生理的な状況下においても経験するものであることから，倦怠感をきたす器質的疾患が存在しないときは，精神疾患，あるいは気合・気力の不足と見なされてきた。様々な時代の様々な地域で，この論争の多い疾患を説明するために，症状，病因・病態，あるいは集団発生をした場所から名づけられた多数の病名が使用されてきた。

2) 病態の記録と報告

　　このような原因不明の疲労病態の記録をたどると，紀元前1750年頃の古バビロニアのハンムラビ王の時代の記録や，紀元前1550年頃の古代エジプトのEbers Papyrus (医学パピルス) に既に記述がある。紀元前4~5世紀にはHippocratesがCFS類似の症状群について述べていると，2世紀のギリシアの医学者Galenusの著書に記述されている。その後，欧州では暗黒時代を経てルネッサンスを迎

え，　イギリスのHippocratesと言われるThomas Sydenhamが"muscular rheumatism"と名づけ，治療にパレスチナ産バルサムを用いた記録が残っている。

　1750年，イギリスのRichard Manninghamが"febricula"としたものは，心理的原因による微熱に焦点を当てて説明している。1793年，ドイツのEberhardt Gmelinは，終日臥床が続く若い女性にある種の暗示催眠療法で，限られた時間ではあるが介助なく自分で動けるまで回復した症例の報告を行った。このように，既に18世紀には，富裕層の女性に同様の病態の患者が多数いた記録が残っている。

　1820年5月12日，統計学に基づく医療衛生改革で有名なイギリスの看護師Florence Nightingaleが誕生した。　毎年5月12日は看護の日となっているが，　クリミア戦争従軍後に疲労虚脱状態に陥り，　以後亡くなるまでの約50年間の大半を床上で過ごしたことから，　現在ではME/CFSの世界啓発デーとして，　青いリボンをつけ，　この複雑な疾患への理解を求めるようになり，ME/CFSの類縁疾患でもある線維筋痛症，化学物質過敏症などと合同で"May 12th International Awareness Day"と称し，国際的な啓蒙の日とされている。

　19世紀になって，Awstin Flintは"nervous exhaustion"として報告するなど，現在のME/CFSに近い意味での医学文献報告がなされるようになった。1864年にCharles Taylorが米国（ニューヨーク）で裕福な上中産階級の女性の慢性疲労例，1867年にEduard Levinsteinが11年間疲労のため臥床生活をしていたドイツ（ベルリン）在住の36歳の女性の症例，1869年にSamuel Wilksがイギリス（ロンドン）のGuy病院で疲労のため終日臥床状態の女性の症例の報告がなされている。同年，George Beardは現代のME/CFSと多くの類似点がある患者の報告の中で"neurasthenia（神経衰弱）"と名づけ[1]，生活関連ストレスによる中枢神経系のエネルギー枯渇の結果であると報告した。1883年にWilliam Neftelが"atremia"と，1895年にRobert Edesが"the New England invalid"と，1901年にJohn Fosterが"slut-ins"と，1906年にJules Batuaudが"neurasthenic compulsion"と名づけて報告し，19世紀後半はこのような孤発例の症例報告が続き，Edward Shorterは"first wave of chronic fatigue"と評した[2]。原因不明で治療困難な患者の報告が徐々に増え，一般の医師の間にもこの奇病の存在が浸透していった。その後，第一次世界大戦を迎え，このような報告は減少した。

2── 1950年以前：異型ポリオ，集団ヒステリーなど

　1934～1958年にかけて，米国，イギリス，西ドイツ，オーストラリア，アイスランドなど先進国を中心に世界各地で集団発生の報告が多数なされ，effort syndrome, neurocirculatory asthenia, benign myalgic encephalomyelitis, epidemic neuromyasthenia, Iceland disease, Royal free disease, Adelaide's flu epidemic, Los Angeles flu, Yuppie flu, chronic mononucleosis syndrome, postviral fatigue syndrome, fibromyalgia, autonomic imbalance syndromeなど種々の病名がつけられた。この間に23回の集団発生例（1件につき数十例～数百例，患者数累計1万人）が世界各国60箇所以上から報告された。当時はME/CFSという概念がなく，発症した病院や地域の名をとり，ロイヤルフリー病・アイスランド病などと呼ばれ，異型ポリオや集団ヒステリーではないかと推察されていた。

　最も古い記録は，1934年に米国のLos Angeles州立病院でポリオ流行時に発生したもので，看護師を中心に196例に上り，当初は集団ヒステリーとされていた。1948年にアイスランドのアークレイリ（Akureyri）でME/CFS類似の症状を呈する疾患の集団発生が起こり，確定診断された2例のポリオ脊髄炎に続いて集団発生したことから，当初はポリオ脊髄炎と診断されたが，この2例以外の患者からはポリオウイルスが検出されなかったため診断が後に訂正されAkureyri病（アイスランド病）と呼ばれるようになった。1956年に米国（ワシントン近郊）の精神科病院の看護学生の間で集団発生し，当初はポリオ脊髄炎と思われていた患者の症状経過が異なることから"epidemic neuromyasthenia（流行性神経筋無力症）"として報告され，1955年から1978年にかけて米国では流行性神経筋無力症としての集団発生例の報告が1970年代中頃まで続いた。

3── 1950～1970年代の良性筋痛性脳脊髄炎

　「筋痛性脳脊髄炎（ME）」という病名は，1956年，Melvin RamsayがLancet誌に投稿した"A New Clinical Entity？"という過去の集団発生例をまとめた論文中で初めて用いられた。

　1979年，Melvin RamsayはMEについて，既に報告されている流行性神経筋無力症，ロイヤルフリー病，およびアイスランド病の症例では，いずれも重症筋無力症と異なること，筋逸脱酵素類の上昇を認めないことなどから，ME，流行性神

経筋無力症，ロイヤルフリー病，およびアイスランド病の共通性について論じた。

1985年，Charles Mauriziが，イギリスでMEと呼ばれている疾患と米国でepidemic neuromyastheniaと呼ばれている疾患について，コクサッキーBウイルスによる背側縫線（Raphe）核障害が原因と示唆し，徴候・症状が背側縫線核のセロトニン欠乏と一致することを指摘して米国（ネバダ）での奇病の騒動が起こる中，1986年，Melvin RamsayはMEの定義について触れた論文中で，MEが米国で"epidemic neuromyasthenia"と呼ばれていることを指摘した。

4 — 1980年以降の米国を中心としたCFSの動き

以上の出来事と前後して，1982年にMartin Tobiが持続性Epstein Barr（EB）ウイルス感染症と類似の疲労患者症例報告をし，翌1983年にはK.G.FeganがコクサッキーBウイルスと疲労患者の症例報告をしている。1985年12月，米国国立アレルギー・感染症研究所は会議を開き，"chronic Epstein-Barr virus（CEBV）disease"という病名使用を認め，以後，この病名が医学専門雑誌で使用されるようになった。

1984年10月，米国（ネバダ）のタホ（Tahoe）湖畔にある人口わずか1万人弱のインクライン（Incline）村において，疲労およびインフルエンザ様症状を長期にわたり訴える患者が，高等学校の教師をはじめとして200名ほどの集団発生があり，当初Lake Tahoe diseaseと呼ばれ，原因不明のため「ネバダ・ミステリー」とも言われて集団ヒステリーなども考えられていた。

1985年8月，開業医のPaul CheyneyとDaniel PetersonはEBウイルスが原因としてChronic Epstein Barr syndromeと命名し，米国疾病対策センター（Center for Disease Control and Prevention；CDC）に報告したことからCDCが調査に乗りだし，Lake Tahoe diseaseとEBウイルスとの関連を否定する報告を出した。その後，北米各地で同様症状の患者の症例報告が相次ぎ，いったんはEBウイルスの関与を否定したCDCとしても看過できなくなり，1988年CDCは，Gary Holmesらが中心となりこの謎に包まれた病気を「慢性疲労症候群（chronic fatigue syndrome；CFS）」と命名し，病因研究目的で診断基準（CDC working case definition）を策定[3]した。このとき，他にいくつかの病名も検討されたが，病因の決定的証拠が得られておらず却下された。当初，未知のウイルスの関連が想定され，その病因ウイルス探しが行われたが，結局，特定のウイルスの関与は発見されなかった。

このCFSという病名は，Dorothy Wallが著書『Encounters with the

Invisible』の中で「それは無計画な官僚的行為で，無計画な結果をもたらした」ものと評した。その後の研究の進展で，免疫機能検査や内分泌機能検査での異常，自律神経機能などの生理学的検査での異常が次々と報告されるようになった。Seymour Gruffermanは，疲労症状よりも免疫異常を重視した「慢性疲労免疫機能障害症候群（chronic fatigue immune dysfunction syndrome；CFIDS)」という名称を提案した。

　1990年，Newsweek誌でCFSの特集記事が掲載された。ここでは上層階級の女性に多いという誤った印象に基づき，CFSに"yuppie flu［ヤッピー（専門職高収入若年者）のインフルエンザ］"とニックネームをつけた。この記事により，CFSは米国一般社会でも注目を集めるようになったが，CFSの重篤さについては社会に伝わらず誤解のもととなり，その後，患者らの病名変更への切望が高まった。

　1993年，CDCは11名の研究者を招集し，CFSの定義変更と病名変更に関して検討を開始したが，メンバーにCFS患者は含められていなかった。

　1994年，現在，研究用のFukuda診断基準として広く知られているCDC改訂診断基準を公表[4]した。予想通りCFSの病名変更はなされなかったが，その不十分さについては認めた。

　1995年，CFSに関する第1回の議会ブリーフィングが開催され，ようやく米国の保健福祉省（Department of Health and Human Services；HHS)は，患者支援者をCFS調整委員会（CFS Coordinating Committee；CFSCC)に加え，翌1996年，米国議会が病名変更を検討するようHHS長官に要請した。1997年にCFIDS協会とCFS-Newsが患者を対象に調査を行い，圧倒的多数の患者が名称変更を望んでおり，大半が筋痛性脳脊髄炎（myalgic encephalomyelitis)または筋痛性脳脊髄症（myalgic encephalopathy)のいずれかで，略語MEの使用を望んでいることも報告した。

　一方，1999年，米国のDePaul大学では，医療従事者はMEという病名についてCFSの病名と比較し，より慢性で衰弱性の疾患であると認識しているとして，次のような研究を行った。研修医に，CFS患者の同一症例報告をME，CFS，またはフローレンスナイチンゲール病（FN)の病名で提示した。CFSと診断された症例提示を受けた研修医は，医学的原因の追究を行わず，精神心理療法や向精神薬による薬物療法をとる可能性が高かった。CFSまたはFNと診断された症例提示を受けた研修医の40％以上は，病状改善・治癒の可能性が高いと認識していた。一方，MEと診断された症例提示を受けた研修医では，わずか16％しか患者が改善すると考えておらず，MEの病名のほうがより難治性で重篤なものと認識していることが示された。

こういったことをふまえて，2000年，米国CDCはワークショップを開催し，CFSCCはCFSの病名に代わる病名を絞り込む作業部会を設置したが，翌2001年，CFSCCは名称変更の勧告提出前に作業部会を解散した。2003年，CFSCC解散後に，CFSCCに代わって新しく立ち上げられた慢性疲労症候群諮問委員会（The Chronic Fatigue Syndrome Advisory Committee；CFSAC）に名称変更作業部会の勧告書が提出され，新たに包括的診断名として「神経内分泌免疫不全症候群（neuroendocrineimmune dysfunction syndrome；NDS）」が提案された。しかし，同年12月，CFSACは名称変更提案に関し，CFSという病名選択は不適切なものであるが，病名変更には適切な時期ではないと声明を出した。

　米国CDCやイギリスの国民保健サービス（National Health Survice；NHS）は，ME/CFSを精神疾患的にとらえて研究していると患者などから厳しく批判されていた。同じ頃イギリスでは，2002年にNHSにおいて，CFS/ME作業部会が臨床医に対し，CFSを深刻な病気とみなして診療にあたるよう指導した。臨床医の間ではCFSが身体疾患なのか精神疾患なのか，あるいはCFSという疾患がそもそも存在するのかといった議論が絶えなかった事情もあった。

　2006年，米国では，CFS患者で健康事業の会社創設者であるRich Carsonが，「公正な病名のキャンペーン」を立ち上げ，CFS病名変更キャンペーンを開始した。同年，米国CDCも，多分野の研究者などで実施された大規模な研究についてC3（CFS Computational Challenge）と題された報告書の中で，CFSが存在すること，"real disease（正真正銘の病気）"であると宣言した。また，CFS患者のうちわずか16％しか診断を受けられていないことも併せて発表され，米国国内で，"Get informed. Get diagnosed. Get help."と題された400万ドルの啓蒙キャンペーンが開始された。

　2007年，NHS配下の国立医療技術評価機構は新しい治療ガイドラインを発表し，診療に携わる医師に真剣に治療するように要請し，英米では国が主導してME/CFSの診療充実を勧めようとした。

5── 2000年以降のイギリス・カナダを中心としたME診断の動き

　MEについては，2003年，カナダ保健省が「臨床医のための筋痛性脳脊髄炎／慢性疲労症候群の臨床症例定義とガイドライン」を公表[5]した。CDCのFukuda基準（1994年）では，6カ月以上続く高度の全身倦怠感のほかに，症状8項目の

うち4項目該当でCFSと診断される。8項目中，労作後24時間以上続く遷延化する疲労感と記憶力・集中力低下の2項目については，本疾患の中核症状であるにもかかわらず，Fukuda基準では必須項目でないためうつ病が含まれる可能性があり，カナダ基準ではこの2項目を必須項目として策定された。

　その後，2011年，カナダ基準をもとに，最新の研究結果と臨床経験に基づき，13カ国の臨床医，研究者，患者支援団体からなる国際的合意形成のための専門委員会により，「筋痛性脳脊髄炎の国際的合意に基づく診断基準」が策定・発表[6]された。この国際合意基準は，カナダ診断基準で「労作後倦怠感・疲労感」とされていた症状は，「労作後の神経免疫系の極度の消耗」という表現に変更となり，この症状がMEの診断に必要な中核症状で，「神経免疫系における顕著な症状を伴い，必要十分量のエネルギー産生の病的低下」と定義された。

　従来の基準では発症6カ月間は診断保留となっていたが，国際合意基準では発症後6カ月を待つ必要がなくなったことも重要な変更点である。早期の診断と治療開始により，重症化阻止や身体への影響を軽減することを目的としている。また，国際合意基準では，CFSよりMEのほうが適切かつ正確な病名であることが明示され，MEは「中枢神経系・免疫系の重篤な調節障害，細胞エネルギー代謝・イオン輸送の機能障害，心・血管系の異常を伴う複雑な疾患で，身体および認知機能に重大な障害を惹起」すること，そして，この基準が症状理解の基礎を提供すると記載されている。さらに，従来の基準が病名に「疲労」を入れたことが疲労を極端に強調し，混乱と誤用をまねく最大の原因であったと批判している。

　しかし，国際合意基準にも脳や脊髄の炎症の根拠となる検査項目は含まれておらず，除外診断の上で症状項目に基づき診断を行うという難点を残したままであった。

6 ── 近年のME/CFS研究の動向・SEIDの概念の提唱

　MEの基準がカナダ基準から国際合意基準へ見直しが進められる中，2009年，Judy Mikovitsは，Science誌に，ME/CFS患者血液から，異種指向性マウス白血病ウイルス関連ウイルス(xenotropic murine leukemia virus-related virus；XMRV)が検出されたと報告し，世界各地の献血事業で大きな騒動となった。2011年5月にはME/CFSとXMRVの関連性が否定されたが，7月に，精神医学的療法がME/CFSの症状を緩和させることを報告したイギリスの研究者に多数の脅迫状が送付され，自宅住所を特定の上顔写真とともにネットで公開され，自宅周辺でつきまといをされる事件が発生したり，XMRVがME/CFS患

者で見出されなかったと報告した研究者が「XMRVが発見されないように細工した」と中傷されたりした。患者支援団体の過激な行動から研究を断念する者や，ME/CFSの診療に関わりたくないという医師が出て，結果的に患者の立場が弱体化した。10月には，米国赤十字社が輸血でXMRVが感染することがないと発表し，11月に関係した研究者が逮捕・拘留・起訴され，12月には有罪判決が出された。

これを受け，同月，Science誌は，2009年のJ. MikovitsによるXMRVとME/CFSの関連性を示唆した論文を完全撤回し，XMRV騒動は終息した。XMRV騒動は，ME/CFSの病名に胡散臭さを与え，患者らの社会一般からの理解を高める努力に大きなダメージを与えてしまった。

この騒動の最中，2011年2月，イギリスのQueen Mary大学ではPeter Whiteらのグループが，適応ペーシング，認知行動療法，段階的運動療法，専門医による治療の4つの治療法の比較について500万ポンド（約6億5千万円）をかけた大規模な臨床試験（PACE trial）を実施し，ME/CFSの治療として有効であるとの報告がLancet誌に掲載[7]された。10月には，ノルウェーのHaukeland大学病院のØystein FlugeとOlav Mellaから，小規模な対照群を置かない臨床試験であるが，B細胞性悪性リンパ腫で使用される分子標的抗がん薬のリツキシマブによりME/CFS患者の2/3が回復したという報告もなされた。

2011年10月，CFIDS協会のSuzanne Vernonは，2006年のCDCによる400万ドルをかけたME/CFSの啓蒙キャンペーンから5年経過しても，いまだに80%以上の患者はME/CFSに罹患している自覚がないこと，国際慢性疲労症候群協会（International Association for Chronic Fatigue Syndrome；IACFS）代表のNancy Klimasは，ME/CFSの病名を知っている臨床医は半分以下で，医学部教育課程で教えてもいないことを報告した。

2012年8月，米国のオバマ大統領が米国国立衛生研究所（National Institutes of Health；NIH）に対するME/CFS研究の優先度を高めるよう指示を出したこと（"Obama Promise"）が報道された。それまでCDCがME/CFSを精神的・心理社会的疾患ととらえているかのような研究費配分を行っていたことから患者団体との軋轢が続いていたが，ME/CFSの生理学的な面に焦点を当てる研究へ重点を置くようになった。

海外では英米を中心に，ME/CFSの研究に巨額の研究費がつぎ込まれるようになった。2013～2015年における主な研究費の配分を表1に示す。

CFSに代わる多数の病名が提案されてきたが，ここ20数年来，結局，議論はいつもMEに回帰するのが常であった。MEは筋痛性脳脊髄炎の略語である

表1 ● 海外におけるME／CFS研究費の配分（2013〜2015年）

西暦	国名	施設名／研究名	金額
2013年	米国	Nova Southeastern大学神経免疫研究所	500万ドル（約4億7千万円）
	米国	ニューヨークの3研究所	総計190万ドル（約1億8千万円）
	イギリス	Newcastle大学	100万ポンド（約1億5千万円）
	ニュージーランド	Otago大学	186万ニュージーランドドル（約1億5千万円）
	オーストラリア	Griffith大学	バイオマーカー開発研究費
	イギリス	（NIHから）バイオバンクプロジェクト	3年で計約100万ポンド（約1億5千万円）
	イギリス	Bristol大学／小児慢性疲労症候群研究	1,200万ポンド（約1億9千万円）
2014年	米国	Nova Southeastern大学	200万ドル（約2億1千万円）
	オーストラリア	Griffith大学／診断方法・治療法開発	185万豪ドル（約2億円）
2015年	米国	Columbia大学	76万6千ドル（約9,300万円）
	米国	Stanford大学ヒトゲノム解析センター／質量分析法・DNA RNAシーケンスを用いた研究	NIHへの2度の研究費申請が却下されたが，100万ドル（約1億2千万円）の寄付金が集まった

が，髄液検査などの従来の一般的検査では，脳や脊髄の炎症の存在を示す所見がなく，その病名妥当性が常に議論になっていた。2014年4月，理化学研究所と大阪市立大学の研究グループから，ポジトロンCT検査〔陽電子放出断層撮影（positron emission tomography；PET）〕を用いた臨床研究で，ME／CFS患者では脳内炎症が広い領域で生じていること，脳内の炎症部位は認知機能低下や抑うつなどの症状と相関があることが報告[8]され，MEの病名の根拠となる異常が検査で示された。

2015年2月，米国医学研究所（Institute of Medicine；IOM）が，過去数十年来の約9,000の論文を渉猟し，報告書を提出[9]した。骨子としては，本疾患は患者の日常生活に重大な支障をきたすもので，多数の免疫異常が存在する全身性の神経筋疾患ととらえるべきであり，神経内科的疾患の全身性労作不耐症（systemic exertion intolerance disease；SEID）とするべきであるとされた。この新しい呼称は，100以上の病名候補から選ばれたが，既にいくつかの反対意見が出ている。従来のCFS診断基準やMEの診断基準と比較して対象患者の枠組みがいっそう拡大する恐れ，既に多数の病名が提案されてきた中でさらに新しい病名が出てきたことに対する困惑，それも患者の目に見えない障害による生活への著しい苦悩が十分に反映されておらず，病因に基づいた病名でもないこと

などが理由として挙げられている。

　2015年12月，オーストラリアのDeakin大学がME/CFSに代わる新しい病名neuro-inflammatory and oxidative fatigue（NIOF）とその診断定義を発表した。

　2016年2月，NIHが，ME/CFSの研究を加速させると宣言した。NIHが交付する疾病研究費は年間で合計300億ドル（約3兆4千万円）であるが，ME/CFSにはわずか500〜600万ドル（約5億7千万円〜約7億円）しかなく，2015年度実績で265疾患区分中249位と，花粉症や男性型脱毛症よりも研究費が少なかった。一方，患者の障害レベルが同程度の多発性硬化症は，米国内の患者数が40万人にもかかわらず9,400万ドル（約110億円），また，後天性免疫不全症候群（acquired immunodeficiency syndrome；AIDS）/ヒト免疫不全ウイルス（human immunodeficiency virus；HIV）には30億ドル（約3,400億円）の研究費が出ていることから，米国の患者団体は，経済的損失から試算するとME/CFSには250万ドル（約280億円）程度の研究費が妥当であるとした。これを受け，NIHは国立神経疾患・脳卒中研究所（National Institute of Neurological Disorders and Stroke；NINDS）に対し，研究に集中して病気の原因を特定し，予防や治療の開発研究を「最後までやり通す！」と誓った。

　2016年8月，イギリスの裁判所は研究機関に対してPACE trialの匿名化データの公開を命じた。同月，米国の患者団体からの要請に基づき，米国医療研究・品質調査機構（Agency for Healthcare Research and Quality；AHRQ）は2014年のevidence reviewsの補遺を発行し，段階的運動療法の効果については不十分な証拠で，認知行動療法についてはかろうじて効果があると訂正した。この流れを受けて2017年，NIHは2016年の宣言をもとにME/CFS関連の当該年度研究費予算600万ドル（約6億7千万円）から1,200万ドル（約13億円）へ倍増させた。

　2017年7月，米国CDCのCFSのホームページから，治療の解説において医学的エビデンスの確立されたもので，認知行動療法と段階的運動療法が削除されるに至った。

7 ── わが国におけるME/CFSの歴史

　わが国でも，神経筋無力症（neuromyasthenia），神経衰弱として1960年代後半から1980年頃にかけて主に精神科領域から報告がなされているが，精神科的側面が重視され，欧米のように現在のME/CFSと呼べるものか否かは不明で

ある。1985年には，青木忠夫らによりlow natural killer syndrome（LNKS）と呼ばれる免疫異常を伴ったCFS類似の病態を呈する患者が報告されているが，疲労との関連についてはまだ軽視されていた。

1990年，大阪大学木谷照夫教授・倉恒弘彦講師らの阪大グループにより米国CDC診断基準（1988年）を満たすわが国の第1例が日本内科学会にて報告されたが，社会の反応は鈍く，ほとんど注目されなかった。ところがその直後，ニューズウィーク誌日本版（11月15日号）で「感染者は数百万 CFS 謎のウイルスを追え」と特集記事が組まれ，翌1991年には「第二のエイズか？」と不安を煽り立てるセンセーショナルな報道が相次ぎ，以後，医療従事者より先に一般大衆で知られる病気となった。

1991年には，旧厚生省CFS調査研究班（班長：木谷照夫）が発足し，同年わが国でも熊本で肺炎クラミジアによるCFS集団発生例があったことが後に報告された。1992年には，当時国際的に頻用されていた米国CDC診断基準との整合性を保ちつつ，日本独自の診断基準（旧厚生省CFS研究班診断基準試案）が策定された。この試案では，CDC診断基準にない感染後CFS，CFS疑診，疲労感の程度（performance status；PS）の概念の導入がなされた。1994年には，この基準をもとにわが国で実態調査が行われ，感染後CFSを含む474例の症例が報告された。

初期の旧厚生省研究班のあと，しばらくはCFS研究会により有志で研究が続けられた。1999年から文部科学省生活者ニーズ対応研究で「疲労および疲労感の分子・神経メカニズムとその防御に関する研究（研究リーダー：渡邊恭良）」，2004年から文科省21世紀COEプログラムで「疲労克服研究教育拠点の形成（拠点リーダー：渡邊恭良）」と，わが国でも2つの大型研究費が獲得され，PETや磁気共鳴機能画像法（functional magnetic resonance imaging；fMRI）を用いた脳イメージング研究を中心に疲労のメカニズムについての研究が進められた。21世紀COEプログラムでは，全国の大学病院に先駆けて，ME/CFSの診療を専門的に行う疲労クリニカルセンターを2005年に大阪市立大学医学部附属病院に設置し，診療と研究が進められた。

2005年，ME/CFS関連領域，スポーツ医学領域，産業医学領域の疲労研究者などが集まり，日本疲労学会を設立し，2007年には，ME/CFSの「日本疲労学会診断指針2007」が公開された。

2009年以降，倉恒弘彦を中心に，厚生労働省の神経・筋疾患分野の障害者対策総合研究事業としていくつかの研究費を受けながら研究は進められた。

2012年，障害者総合支援法改正により，難病患者の福祉サービスで医療費助成の対象となる対象疾患が56から130疾患へ暫定的に増やされたが，ME/

CFSは適用を受けることができなかった。

2013年，厚生労働省「慢性疲労症候群の実態調査と客観的診断法の検証と普及」研究班で，「慢性疲労症候群（CFS）診断基準（平成25年3月改訂）」を公開した。これは「日本疲労学会診断指針2007」の改訂で，補助的検査（客観的疲労評価）として，睡眠時間，覚醒時平均活動量，心拍変動解析で副交感神経機能を反映する低周波パワー値，連続加算課題の反応時間，酸化ストレス評価（抗酸化力値）を取り入れたものである。

2016年，研究班としても病名を筋痛性脳脊髄炎/慢性疲労症候群（ME/CFS）を用いることで合意した。

その後も2019年まで倉恒弘彦が中心となり，厚生労働省から日本医療研究開発機構（Japan Agency for Medical Research and Development；AMED）に委託された障害者対策総合研究開発事業の神経・筋疾患分野で，「慢性疲労症候群に対する治療法の開発と治療ガイドラインの作成（代表研究者：倉恒弘彦）」にて最新の知見をふまえた診断基準の策定と，エビデンスをふまえた治療ガイドラインの作成を進め，現在に至っている。

以上のように，日本の厚生労働省では早くからME/CFSを神経・筋疾患として研究を進めているが，諸外国のように政府が医療機関や診療従事者にME/CFSの診察・治療を行うよう働きかけておらず，各地の患者支援団体がME/CFSの啓蒙活動と，居住する地方自治体において診療拠点の確保を求める活動をしているのが現状である。

その一方，厚生労働省による本邦の医師国家試験出題基準においては，医学各論の中の「アレルギー性疾患，膠原病，免疫病」の項において，「膠原病と類縁疾患」として，線維筋痛症とともに慢性疲労症候群は取り上げられており，医学教育の中でME/CFSの認識が高まるような配慮がなされている。

8 — 国際疾病分類における扱い

世界保健機構（World Health Organization；WHO）の国際疾病分類（international statistical classification of diseases and related health problems；ICD）において，ICD-9-CM（9th revision clinical modification）ではME/CFSは「症状・所見・不明瞭な体調」でコード780.71が振られていた。ICD-10では，明らかなウイルス感染後に発症した場合は「神経系－その他－脳の障害」の下位分類の「ウイルス感染後疲労症候群」として，コードG93.3が振られているが，ME/CFSについては神経衰弱，ベアード病ととも

に「精神及び行動の障害」の下位分類であり，「その他の神経症性障害」の中でコードF48.0が振られている。ただし，2015年2月のIOMの発表により，病名を「全身性労作不耐症」に変更し，ICD-10に病名追加するように提案がされている。スイス（ジュネーブ）で開かれた第72回WHO総会で採択，2019年6月にICD-11として改訂版が公表され，「08. 神経系のその他の障害」の下位分類で「8E49. ウイルス感染後疲労症候群」として記載された。その中に良性筋痛性脳脊髄炎および慢性疲労症候群を含むとされている。

9── 今後の動向

　以上のように，ME/CFSの歴史は原因の探索，診断基準，病名の変遷の歴史でもある。この先CFSが使われるのか，MEが使われるのか，SEIDが使われるのかはまだ不明である。ICD-11でもどこに分類されるのか，最終的にどこに落ちつくのかもわからない。2017年9月時点において，医学学術論文ではCFSの病名が最も多く使われており，1994年のFukudaらのCDC診断基準が優勢である。同時にME/CFSまたはCFS/MEの呼称も医学学術論文やインターネット上の記事ではよく使用されている。もちろん，原因や病態の追究も重要であるが，併せて治療が格段に進歩する日が待ち望まれる。

●文献

1) Beard G:Neurasthenia, or nervous exhaustion. Boston Med Surg J. 1869;80:217-21.
2) Shorter E:Chronic fatigue in historical perspective. Ciba Found Symp. 1993;173:6-16; discussion 16-22.
3) Holmes GP, et al:Chronic fatigue syndrome:a working case definition. Ann Intern Med. 1988;108(3):387-9.
4) Fukuda K, et al:The chronic fatigue syndrome:a comprehensive approach to its definition and study. International Chronic Fatigue Syndrome Study Group. Ann Intern Med. 1994;121(12):953-9.
5) Carruthers BM, et al:Myalgic encephalomyelitis/chronic fatigue syndrome:clinical working case definition, diagnostic and treatment protocols. J Chronic Fatigue Syndr. 2003;11:7-115 .
6) Carruthers BM, et al:Myalgic encephalomyelitis:International Consensus Criteria. J Intern Med. 2011;270(4):327-38.
7) White PD, et al:Comparison of adaptive pacing therapy, cognitive behaviour therapy, graded exercise therapy, and specialist medical care for chronic fatigue syndrome (PACE):a randomised trial. Lancet. 2011;377(9768):823-36.

8) Nakatomi Y, et al:Neuroinflammation in Patients with Chronic Fatigue Syndrome/ Myalgic Encephalomyelitis:An[11]C-(R)-PK11195 PET Study. J Nucl Med. 2014;55(6): 945-50.

9) Institute-of-Medicine:Beyond myalgic encephalomyelitis/chronic fatigue syndrome redefining an illness. National Academies Press. 2015:1-282.

2 疫学調査

福田早苗

1── ME/CFSの実態調査の現状

　筋痛性脳脊髄炎/慢性疲労症候群（ME/CFS）は長期にわたり日常生活や社会参加が著しく阻害される疾病である。患者の日常は実際に疎外されており，たとえば8割近くの患者が「洗面台の前に立つことが難しい」「階段を1階上まで昇るのが難しい」などと回答した[1]。5施設の実態調査から，重症と考えられる患者は全体の11.2%，精神疾患の併発患者は51.8%，感染後の発症患者は22.3%であり，就労率は約30%であった[2]。

　わが国における実態調査例は非常に少なく[3,4]，医学中央雑誌，PubMedでのデータ検索では，日本での調査は3つしか認められなかった[5~7]。本項では，国内外の有病率調査などの状況を文献からまとめるとともに，筆者らが実施した疫学調査の実施結果を含めて簡単に報告する。

2── 文献からみた国内外の有病率調査

　日本の地域住民を対象とした調査での有病率は，1998年に山梨県で行われた調査をもとに1.5%（95%信頼区間0.4~5.2%）と推計されている[5]。1994年の病院を対象とした調査では1年間に0.46人/10万人の割合でCFSが発生し[6]，2011年の岐阜県の民間病院における健康診断対象者の調査ではCFSの有病率は1.0%（95%信頼区間0.5~1.6%）と報告されている[7]。

　一方，世界各国の現状は次のようになっている。PubMedを中心に検索した結果をもとに，タイトルから推測した有病率およびそれに関連する論文（閲覧日2017年8月22日）であるが，有病率の論文はここ10年間で17件報告され，その前の10年では9件報告されていた[3]。特にここ10年で，国家レベルの地域疫

学調査の結果報告が増加した (疫学調査0件→4件)。また，調査結果はヨーロッパ[8~12]，北米[13, 14]，オセアニア[15]，アジア[16, 17]で報告されていた。

しかし，調査の方法や対象の選別方法などは一様ではなく，有病率の割合が国や調査によってばらつきが多いことも指摘されている。Johnstonらは，サンプルの抽出の仕方・質問の方法により有病率が異なることに注意すべきであるとのメタ分析を報告しており，自己申告による調査は，地域での調査や医療機関での調査に比べ割合が高いことを報告している[18]。また，調査の大半はCDCの診断基準 (1994年)[19] を用いて実施されているが，他の基準を用いた場合，頻度の高い症状が異なるとの報告もあり[15, 20, 21]，解釈には注意が必要である。診断基準に関しては，システマティックレビューが2件報告されている[18, 21]。

近年では，ただ有病率を調べるだけでなく，併存疾患の状況など[11, 12]，様々な角度での調査が実施されている。リスクや回復要因の研究もさることながら[8, 9]，予後や自殺リスクなどについて言及されてきたのもここ10年の傾向と考えられる[10, 22]。これは，1994年にCDCで診断基準が発表されたのを契機に世界中に患者が存在することが報告され，現在20年以上が経過して患者の予後調査が実施できるようになったということでもあるが，一方で，この間に有効な治療・診断方法が明確にされてこなかったという責任も痛感すべきであろう。

3 — 日本における疫学調査の結果

愛知県豊川保健所管内規定数2,000名とし，性・年齢を考慮し，選挙人名簿に基づき抽出した対象に質問票を送付した[4, 23]。1回の催促を行った結果1,149名の回答が有効であった。質問票では，背景因子としては性別・年齢・婚姻状況・就業状況に加え，喫煙などの生活習慣を尋ねた。続いて，いくつかの診断基準 (CDC[19]，日本疲労学会診断基準[24] およびME[25]) での判定が実施できるように診断基準に関連する項目を尋ねた。また，疲労の問題尺度[26]，performance status (PS。重症度)，痛みに関連する項目，CFSの認知度についても尋ねた。ここでは，ME以外の診断基準に準じて判定した人数のみを報告する。

まず，CDCの基準に応じた方法に準じ，現在疲れを感じていない人，6カ月未満の疲れを感じている人704名がCFSでないと判定され，次に6カ月以上疲れを感じている人のうち重症度が2以下の人421名をCFSでないと判定した。重症度が3以上の人のうち子どもの頃から疲労が続いている3名を除き，11個の主症状のうち8個を満たすものはCFS様患者と設定したが，該当する対象は0名だった。11個の主症状のうち6~7個を満たすものは2名，全体の0.17%で

あった。一方，日本疲労学会の基準によると，10個の主症状のうち5個を満たすものがCFS様患者となるが，同対象は1名であり，全体の0.09％であった。

　Johnstonらは，自己申告の場合，有病率が高くなる危険性を指摘しているが[18]，筆者らの実施した調査結果は，自己記入式の質問票を用いているにもかかわらず，過去の調査ほどは高率ではなく，調査項目の選定の仕方と除外因子を詳細に尋ねることで，上記の危険性は防げる可能性を示唆しているとも考えられた。本結果はコホート調査ではないため，その後の状況を追跡することはできないが，各国の状況を鑑みて要因分析などを実施すべきである。

4── 国内外の研究報告状況を受けての今後の展望

　2で国内外の報告の状況，3でわが国での地域調査の結果を報告した。これらをふまえ，わが国の問題点を3つ挙げたい。

　1つ目は，わが国全体での大規模な患者コホートの整備を行うべきという点である。福田らは，現存診療を行っている主な施設での実態調査を報告したが[2]，このすべての施設で継続的に調査を行うことができているとは言いがたい状況である。また，日本全国の医療施設を網羅しているとは言えず，調査基盤の整備が必要である。

　2つ目は，住民対象の疫学調査を実施すべきという点である。愛知県豊川保健所管内の結果だけでは，日本全体の結果を反映しているか明確ではない。日本にもかなり大きな住民対象コホートが存在する。また，イギリスやノルウェーのように臨床データベースを使用しての研究[8]も，近年のビッグデータ解析の流れを受けて社会的に受容される環境が整ってきたと言える。これらとの連携はすぐには難しいかもしれないが，検討すべき課題のひとつではある。

　3つ目は，実施結果の国内外の雑誌への掲載である。国内誌へは，ここ数年掲載を実施してきた[2~4]。調査研究は，1名の研究者で発信していくのには限界がある。研究の継続性とともに，本研究に携わる若手研究者の育成が急務であると考えられる。

●文献

1) 榊　弥香, 他：慢性疲労症候群の生活習慣―筋肉量低下・筋力・身体能力低下と生活習慣との関連. 日本疲労学会誌. 2016；11(2)：56-70.

2) 福田早苗, 他：慢性疲労症候群の臨床症状と社会生活状況―多施設患者調査の結果から. 日本疲労学会誌. 2016；11(2)：32-42.

3) 福田早苗, 他：慢性疲労症候群及び一般住民集団における疲労の重症度評価質問票とパフォーマンスステイタス評価の比較. 日本疲労学会誌. 2013；8(2)：53-9.

4) 福田早苗, 他：慢性疲労症候群の実生活への影響調査に関する検討. 日本疲労学会誌. 2012；7(2)：80-7.

5) Kawakami N, et al：Prevalence of chronic fatigue syndrome in a community population in Japan. Tohoku J Exp Med. 1998；186(1)：33-41.

6) Minowa M, et al：Descriptive epidemiology of chronic fatigue syndrome based on a nationwide survey in Japan. J Epidemiol. 1996；6(2)：75-80.

7) Hamaguchi M, et al：Characteristics of chronic fatigue syndrome in a Japanese community population：chronic fatigue syndrome in Japan. Clin Rheumatol. 2011；30(7)：895-906.

8) Bakken IJ, et al：Two age peaks in the incidence of chronic fatigue syndrome/myalgic encephalomyelitis：a population-based registry study from Norway 2008-2012. BMC Med. 2014；12：167.

9) Flo E, et al：Prevalence and predictors of recovery from chronic fatigue syndrome in a routine clinical practice. Behav Res Ther. 2014；63：1-8.

10) Roberts E, et al：Mortality of people with chronic fatigue syndrome：a retrospective cohort study in England and Wales from the South London and Maudsley NHS Foundation Trust Biomedical Research Centre (SLaM BRC) Clinical Record Interactive Search (CRIS) Register. Lancet. 2016；387(10028)：1638-43.

11) Castro-Marrero J, et al：Comorbidity in Chronic Fatigue Syndrome/Myalgic Encephalomyelitis：A Nationwide Population-Based Cohort Study. Psychosomatics. 2017；58(5)：533-43.

12) Jain V, et al：Prevalence of and risk factors for severe cognitive and sleep symptoms in ME/CFS and MS. BMC Neurol. 2017；17(1)：117.

13) Vincent A, et al：Prevalence, incidence, and classification of chronic fatigue syndrome in Olmsted County, Minnesota, as estimated using the rochester Epidemiology Project. Mayo Clin Proc. 2012；87(12)：1145-52.

14) Unger ER, et al：Multi-Site Clinical Assessment of Myalgic Encephalomyelitis/ Chronic Fatigue Syndrome (MCAM)：Design and Implementation of a Prospective/ Retrospective Rolling Cohort Study. Am J Epidemiol. 2017；185(8)：617-26.

15) Johnston SC, et al：Epidemiological characteristics of chronic fatigue syndrome/ myalgic encephalomyelitis in Australian patients. Clin Epidemiol. 2016；8：97-107.

16) Chen CS, et al：Chronic fatigue syndrome is associated with the risk of fracture：a nationwide cohort study. QJM. 2014；107(8)：635-41.

17) Chao CH, et al：Increased risk of organic erectile dysfunction in patients with chronic fatigue syndrome：a nationwide population based cohort study. Andrology. 2015；3(4)：666-71.

18) Johnston S, et al：The prevalence of chronic fatigue syndrome/myalgic encephalomyelitis：a meta-analysis. Clin Epidemiol. 2013；5：105-10.

19) Unger ER, et al：Methods of applying the 1994 case definition of chronic fatigue syndrome-impact on classification and observed illness characteristics. Popul Health Metr. 2016；14：5.

20) Fukuda K, et al:The chronic fatigue syndrome:a comprehensive approach to its definition and study. International Chronic Fatigue Syndrome Study Group. Ann Intern Med. 1994;121(12):953-9.

21) Bruberg KG, et al:Case definitions for chronic fatigue syndrome/myalgic encephalomyelitis (CFS/ME):a systematic review. BMJ Open. 2014;4(2):e003973.

22) Kapur N, et al:Suicide risk in people with chronic fatigue syndrome. Lancet. 2016;387(10028):1596-7.

23) 倉恒弘彦:慢性疲労症候群の実態調査と客観的診断法の検証と普及. 平成24年度厚生労働科学研究費補助金 障害者対策総合研究事業 (神経・筋疾患分野) 報告書.

24) 倉恒弘彦:慢性疲労症候群診断基準の改定に向けて.日本疲労学会誌. 2008;3(2):1-40.

25) Carruthers BM, et al:Myalgic encephalomyelitis:International Consensus Criteria. J Intern Med. 2011;270(4):327-38.

26) Fukuda S, et al:Fatigue-related Problem Scale for better understanding of pathophysiology of chronic fatigue syndrome:discriminating from fibromyalgia and related pain. Ad Neuroimmune Bio. DOI 10.3233/NIB-012906 2012.

3 病因と病態

岡　孝和

　筋痛性脳脊髄炎/慢性疲労症候群（ME/CFS）は，神経系（中枢神経系および自律神経系），内分泌系，免疫系など多系統に障害をきたす疾患である．現時点では，実地臨床で測定可能な ME/CFS に特異的なバイオマーカーは存在しないが，その病因・病態については様々なことが明らかになってきており，治療の方向性を示唆している（図1）．そこで本項では，ME/CFS の病因・病態について，現在行われている治療法の機序と比較しながら概説する．

　なお，脳内の神経炎症，自律神経機能異常，B細胞や酸化ストレスの関与に関しては，他項（☞4）で詳しく解説されているため，ここでは簡単に紹介するにとどめたい．

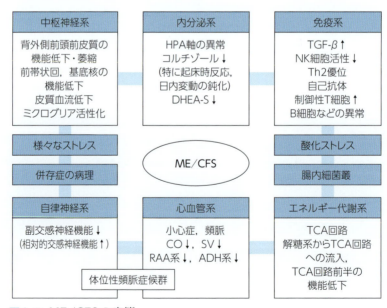

図1 ● ME/CFS の病態

HPA：hypothalamic-pituitary-adrenocortical, DHEA-S：dehydroepiandrosterone sulfate, TGF：transforming growth factor, NK：natural killer, CO：cardiac output, SV：stroke volume, RAA：renin-angiotensin-aldosterone, ADH：antidiuretic hormone, TCA：tricarboxylic acid cycle

1 ── 内分泌系

▶HPA軸の異常

ME/CFS患者では，健常者に比べて血中，尿中，唾液中のコルチゾール，さらに血中デヒドロエピアンドロステロンサルフェート（dehydroepiandrosterone sulfate；DHEA-S）の値が低いなど，視床下部−下垂体−副腎皮質（hypothalamic-pituitary-adrenocortical；HPA）軸の異常が存在することが知られている。ただし，これらの値は両者の間で差がないという報告もあり，必ずしも一定の結論には至っていない[1]。

最近のメタ解析によると，ME/CFS患者における最も特徴的な所見は，起床時コルチゾール反応（起床直後に生じるコルチゾール値の上昇反応）およびコルチゾールの日内変動が健常者に比べて鈍化している点である[2]。いずれにしても，ME/CFSの患者でみられるHPA軸の異常は，高コルチゾール血症をきたすことが多いうつ病患者のそれとは対照的である。

2 ── 免疫系

▶血中サイトカインの関連についての研究

多くのME/CFS患者はウイルス感染後，もしくはインフルエンザ様の症状に引き続いて，突然発症する（感染後CFS）。オーストラリアで行われた前向きコホート研究によると，急性伝染性単核球症［Epstein-Barr（EB）ウイルス，deoxyribonucleic acid（DNA）ウイルス］，Q熱（コクシエラ菌），ロスリバー熱［ロスリバーウイルス，ribonucleic acid（RNA）ウイルス］にかかった人の11％が，感染後6カ月の時点でME/CFSの診断基準（CDC基準）を満たした。その発症率は病原体によらず同程度であり，感染後ME/CFSを発症するリスクは，性別・年齢・精神疾患の有無には関係せず，急性感染の重症度が唯一の予測因子であった[3]。さらに，ME/CFS患者ではインフルエンザ様症状に加えて，頭痛，筋肉痛，関節痛などを訴えるため，病態に免疫系，炎症の関与が示唆される。基礎研究では，炎症性サイトカインが全身倦怠感，睡眠障害，精神症状などの疾病反応（sickness response）を引き起こすこと，低コルチゾール血症は炎症性サイトカインの増加をまねくことなどから，これまで多くの研究者がME/CFS患者の血中サイトカインに注目し研究してきた。

最近の大規模な研究で，ME/CFS患者192名と健常者392名の間で51のサ

イトカインの血中濃度が比較された。あるサイトカインがME/CFSの病態に関与するのであれば，ME/CFS患者の血中濃度は健常者より高い（もしくは低い），さらに疾患の重症度に応じて高値（もしくは低値）となるはずである。ME/CFS患者と健常者との間で有意差が認められたのはtransforming growth factor（TGF）-β（ME/CFS患者で高値）とレジスチン（ME/CFS患者で低値）の2つのサイトカインであった。ただ，これらのサイトカインはME/CFSの重症度と相関しなかった。重症度が増すにつれて増加したサイトカインは17種類〔CCL11，CXCL1，CXCL10，IFN-γ，IL-4，IL-5，IL-7，IL-12p70，IL-13，IL-17F，leptin，G-CSF，GM-CSF，LIF，NGF，SCF，TGF-α〕あり，そのうち13が炎症性サイトカインであったが，患者全体と健常者との間で差は認められなかった[4]。つまり，血中のサイトカインの分析から，ME/CFSには何らかの炎症が関与することが示唆されるものの，ME/CFS患者の病態と重症度の両方を反映するサイトカインはまだ特定できていない（注：ここで言う炎症とは低レベルの慢性炎症のことであり，日常診療で行われている血液検査で血沈，白血球数，CRPなどの炎症の指標が増加していたり，脳画像検査で脳炎の存在がみられたりするわけではない）。

▶その他の関連物質

また，ME/CFS患者はアレルギーを合併していたり，抗核抗体の陽性などの免疫系異常もしばしば認められたりする。そのほかにはnatural killer（NK）細胞活性の低下，Th1/Th2バランスのTh2へのシフト，制御性T細胞の上昇，B細胞サブセットや好中球の異常も示唆されている[5]。さらに，ME/CFS患者の中にはβアドレナリン受容体やムスカリン性アセチルコリン受容体に対する自己抗体がみられ[6, 7]，特にβアドレナリン受容体に対する自己抗体が体位性頻脈症候群（postural orthostatic tachycardia syndrome；POTS）にもみられることは，ME/CFS患者がしばしばPOTSを合併することをよく説明する。

3— 自律神経系

心電図R-R間隔や指尖加速度脈波のa-a間隔の呼吸性変動を用いた自律神経機能検査を用いると，交感神経機能〔低周波帯域のパワー値（low frequency；LF）〕，副交感神経機能〔高周波帯域のパワー値（high frequency；HF）〕，その相対値〔相対的交感神経優位状態（LF/HF）〕を数値化できる。これらの指標を用いてME/CFS患者の自律神経機能の特徴を調べると，ME/CFS患者のLF値は健常者より低い傾向にあるが，自覚的疲労度の強さ（重症度）は反映しない。そ

の一方で，HF値は重症度に応じて低値となり，LF／HF値が増加する（詳細は☞
6．検査異常 4）脳・神経系の異常参照）。また，健常者では睡眠中に日中よりもHF
値が増加（副交感神経機能が亢進）するが，ME／CFS患者ではその程度が有意に
低い[8]。

　ME／CFS患者の認知機能タスクを行った研究では，課題遂行中の心拍数増加
反応は健常者より過剰で，終了後のベースラインへの回復は健常者より遅い。ま
た，ベースラインおよび課題遂行中の副交感神経機能の指標は健常者より低値
である[9]。つまり，ME／CFS患者では，認知タスクに対する自律神経の過剰反
応性と回復遅延性が存在し，その現象に副交感神経機能低下が関与しているよう
である。これらのことから，副交感神経機能の低下はME／CFSの病態，特に重
症度に関連する重要な所見と考えられる。また，アイソメトリックヨガはME／
CFS患者のHF値を増加させるため，ME／CFS患者の自律神経機能異常を改善
するために有用であろう[10]。

4── 心血管系

　多くのME／CFS患者は，立ちくらみ，起立時の動悸，息苦しさ，倦怠感の増
悪など起立性調節障害（起立不耐）症状を訴える。ME／CFS患者は，安静時でも
頻脈を示す者が少なくないが，起立試験を行うとPOTSや神経調節性低血圧な
どの異常を呈する場合が多い。POTSの発生には，ウイルス感染，自律神経の
ニューロパチー，交感神経過剰反応，デコンディショニング（長期臥床による身
体機能の低下），循環血液量の低下などの関与が知られているため，ME／CFS
患者でもこれらの要因が関与する可能性がある。実際，ME／CFS患者の血液量
は減少しているという報告がある[11]。

　胸部X線写真をとると，ME／CFS患者は健常者よりも小心症〔心胸郭比
（cardiothoracic ratio；CTR）≦42％〕を呈する者の割合が高く，小心症のあ
るME／CFS患者は健常者よりも立ちくらみ，足先の冷感を訴える場合が多いこ
とが報告されている[12]。

　心臓エコー検査所見では，ME／CFSの重症患者は軽症患者や健常者より，1
回拍出量（stroke volume；SV）と心拍出量（cardiac output；CO）が低下し
ている。COの低さは認知機能の低下（記憶力，集中力低下）とは関係しないが，
労作後疲労感，およびインフルエンザ様症状の強さと相関する[13]。

　さらに，これらの所見（CTR，SV，COの低下）は，同一患者において症状の
寛解期では改善する[14]ことから，病態を反映する所見と考えられる。

和温（WAON）療法は心不全患者のSVとCOを改善することから，ME/CFS患者に対する和温療法の有用性の機序の一端を担っている可能性がある（詳細は☞12）。また，ME/CFS患者の血中レニン，アルドステロン，抗利尿ホルモン（antidiuretic hormone；ADH）レベルは健常者より低く，レニン-アンジオテンシン-アルドステロン（renin-angiotensin-aldosterone；RAA）系，ADH系の活性化不全が示唆されている。そのため，デスモプレシン（120μg）の経口投与が半数の症例で有効という報告がある[15]。さらに，起立性調節障害の存在は脳血流の低下をもたらす。実際，ME/CFS患者では脳皮質全体の血流が低下し[16]，酸素化障害が生じているという報告がある[17]。

5── 中枢神経系

ME/CFS患者の優位大脳半球（右利きであれば左）の背外側前頭前野（dorsolateral prefrontal cortex；DLPFC）を経頭蓋的に高頻度（10Hz）磁気刺激すると，疲労感が軽減する[18]。高頻度刺激は大脳皮質の神経活動を高めることから，DLPFCの機能低下がME/CFS患者の疲労に関連することが示唆される。また，磁気共鳴画像法を用いた容積測定によるとME/CFS患者のDLPFCの容積は健常者より小さくなっており，右DLPFCの容積の減少は疾患重症度（performance status；PS）[19]と，左DLPFCの容積の減少は疼痛を感じている時間の割合[20]と相関することが示されている。このDLPFCの容積の減少は治療によって回復する。たとえば，認知行動療法（1時間×16回，6〜9カ月）を行うと両側のDLPFCの体積は回復し，容積の増加は認知速度の改善に関連していた[21]。筆者らも，ME/CFS患者がアイソメトリックヨガを12週間練習したところ，DLPFCを含む右前頭前野の容積が回復することを観察している[22]。これらのことから，ME/CFSの病態にDLPFCの機能低下や容積低下が大きく関与することがわかる。DLPFCだけでなく，後頭葉や右角回，左海馬傍回の容積低下の関与も報告されている[23]。

また，前帯状皮質でのセロトニントランスポーターの密度の低下[24]，前頭前野や前帯状回でのアセチルカルニチン代謝の低下［グルタミン酸やgamma-aminobutyric acid（GABA）神経系機能の低下を反映］[25]，報酬課題に対する右大脳基底核（右尾状核，右淡蒼球）の活性化の減少も報告されている[26]。大脳基底核は神経疾患患者の倦怠感や動作緩慢に関連する部位であるが，ME/CFS患者においても右淡蒼球の活動性低下は精神的疲労，全身倦怠感，活動性低下と相関する[26]。ME/CFS患者に和温療法を行うと，前頭前野，眼窩前頭野，右側

頭葉の血流が増加するが，和温療法による倦怠感の改善は，これらの部位および後頭部の血流改善と相関する[27]。

さらに最近，ME/CFS患者において，脳内の広範な部位にミクログリアの活性化による神経炎症が存在し，神経炎症の程度と認知機能低下（扁桃体），抑うつ（海馬），痛み（視床）の程度が相関していることが明らかにされた[28]。脳内炎症の詳細に関しては次項（☞4）を参照されたい。

6 — 酸化ストレス

ME/CFS患者では，血中酸化ストレス度を表す指標の値が高く，抗酸化力が低いこと[29]，低下していた血中 α－トコフェロール濃度が寛解期に増加していること[30]などから，ME/CFSの病態に酸化ストレスが関与すると考えられている。実際，抗酸化作用を持つcoenzyme Q10はME/CFSの一部の症状に対して有効である[31]（詳細は☞13. サプリメント投与 1. CFSにおけるCoQ10試験参照）。

7 — エネルギー代謝系

ME/CFS患者では，グルコース，アミノ酸，脂肪酸代謝，クエン酸（tricar-boxylic acid；TCA）回路など，様々な代謝系の障害が存在することが示唆されている[32~34]。

8 — 腸内細菌叢

ME/CFS患者では健常者に比べて腸内細菌叢の多様性が減少しており，炎症性の種が増加し，抗炎症性の種が減少している。また，腸内細菌が腸管外に移行していることを示す指標である血中リポ多糖，リポ多糖結合蛋白質が増加しているという報告がある[35, 36]。

9 — 様々なストレス

ME/CFSは，感染以外にも交通事故などの外傷や手術などの非感染性身体的

ストレスが引き金になって発症することがある[37]。発症に先行してストレスフルなイベント，ネガティブライフイベントも多く認められたとする報告もある[37, 38]。さらに，身体的および認知的ストレスは労作後疲労感をまねくとされている[39]。

10 — 併存症

ME/CFS患者は線維筋痛症，過敏性腸症候群，うつ病などの疾患が併存していることが少なくない。いずれも生活の質を著しく損ねる疾患であり，併存症のあるME/CFS患者では，前述したME/CFSの病態生理に加えて，これらの疾患の病態生理も考慮した患者理解や治療が必要となってくる。

11 — ME/CFS患者の微熱について

ME/CFS患者の中には37~38℃の微熱程度の高体温が持続する者がいる。図2の症例のように日内リズムの障害や，注意・集中を伴う精神活動，精神的ストレス，運動に引き続いてさらに体温が上昇することがある[40]。この高体温は通常，非ステロイド性抗炎症薬抵抗性である。健常者の腋窩温は16時頃に最も高く，20時には低下し，午前8時（起床後）に最低値をとるという日内リズムが存在するが，この症例では20時以降に体温が上昇することが多く，体温で代表される生体リズムの位相がずれていることがわかる。この場合，入眠時に体温が高くなるため不眠を訴えることが多い。このようなME/CFS患者の慢性微熱に対して，セロトニン神経系に作用する薬（$5-HT_{1A}$アゴニストであるタンドスピロンクエン酸塩，選択的セロトニン再取り込み阻害薬），補中益気湯が有効なことがある。本症例では，これらの薬物療法に加えヨガの項（☞14）で記載した生活指導により高体温と疲労感が改善した。原因のいかんにかかわらず高体温が続くということは，生体は平熱時より多くのエネルギーを消費していることを表している。ME/CFS患者の中には高体温によって疲労感が増強している症例もあるため，高体温の治療も大切である。

◎

本研究は日本医療研究開発機構の委託研究開発費の障害者対策総合研究事業（神経・筋疾患分野）「慢性疲労症候群に対する治療法の開発と治療ガイドラインの作成」，創薬基盤推進研究事業「ポジトロンCTで脳内炎症が確認された患者に対するミクログリア活性化抑制薬の有効性検証」の支援によって行われた。

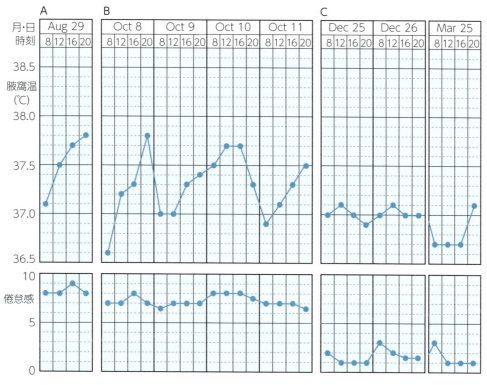

図2 ● ME／CFS患者によくみられる微熱
A：初診時，B：アセチルサリチル酸（660mg bid），C：治療後
午前8時，12時，16時，20時の腋窩温と倦怠感の強さを10段階で示した。
0：まったくない，10：最も強い倦怠感

（文献40より引用改変）

● 文献

1) Cleare AJ:The neuroendocrinology of chronic fatigue syndrome. Endocr Rev. 2003;24(2):236-52.
2) Powell DJ, et al:Unstimulated cortisol secretory activity in everyday life and its relationship with fatigue and chronic fatigue syndrome:a systematic review and subset meta-analysis. Psychoneuroendocrinology. 2013;38(11):2405-22.
3) Hickie I, et al:Post-infective and chronic fatigue syndromes precipitated by viral and non-viral pathogens:prospective cohort study. BMJ. 2006;333(7568):575.
4) Montoya JG, et al:Cytokine signature associated with disease severity in chronic fatigue syndrome patients. Proc Natl Acad Sci USA. 2017;114(34):E7150-E7158.
5) Brenu EW, et al:Role of adaptive and innate immune cells in chronic fatigue syndrome/myalgic encephalomyelitis. Int Immunol. 2014;26(4):233-42.
6) Tanaka S, et al:Autoantibodies against muscarinic cholinergic receptor in chronic fatigue syndrome. Int J Mol Med. 2003;12(2):225-30.
7) Loebel M, et al:Antibodies to β adrenergic and muscarinic cholinergic receptors in patients with Chronic Fatigue Syndrome. Brain Behav Immun. 2016;52:32-9.
8) Yamaguti K, et al:Autonomic Dysfunction in Chronic Fatigue Syndrome. Adv Neuroimmune Biol. 2013;4(4):281-9.

9) Beaumont A, et al:Reduced cardiac vagal modulation impacts on cognitive performance in chronic fatigue syndrome. PLoS One. 2012;7(11):e49518.

10) Oka T, et al:Changes in fatigue, autonomic functions, and blood biomarkers due to sitting isometric yoga in patients with chronic fatigue syndrome. Biopsychosoc Med. 2018;12:3.

11) Hurwitz BE, et al:Chronic fatigue syndrome:illness severity, sedentary lifestyle, blood volume and evidence of diminished cardiac function. Clin Sci (Lond). 2009;118(2):125-35.

12) Miwa K, et al:Small heart syndrome in patients with chronic fatigue syndrome. Clin Cardiol. 2008;31(7):328-33.

13) Peckerman A, et al:Abnormal impedance cardiography predicts symptom severity in chronic fatigue syndrome. Am J Med Sci. 2003;326(2):55-60.

14) Miwa K, et al:Cardiac function fluctuates during exacerbation and remission in young adults with chronic fatigue syndrome and "small heart". J Cardiol. 2009;54(1):29-35.

15) Miwa K:Down-regulation of renin-aldosterone and antidiuretic hormone systems in patients with myalgic encephalomyelitis/chronic fatigue syndrome. J Cardiol. 2017;69(4):684-8.

16) Yoshiuchi K, et al:Patients with chronic fatigue syndrome have reduced absolute cortical blood flow. Clin Physiol Funct Imaging. 2006;26(2):83-6.

17) Tanaka H, et al:Impaired postural cerebral hemodynamics in young patients with chronic fatigue with and without orthostatic intolerance. J Pediatr. 2002;140(4):412-7.

18) Kakuda W, et al:High-frequency rTMS for the Treatment of Chronic Fatigue Syndrome:A Case Series. Intern Med. 2016;55(23):3515-19.

19) Okada T, et al:Mechanisms underlying fatigue:a voxel-based morphometric study of chronic fatigue syndrome. BMC Neurol. 2004;4(1):14.

20) van der Schaaf ME, et al:Prefrontal Structure Varies as a Function of Pain Symptoms in Chronic Fatigue Syndrome. Biol Psychiatry. 2017;81(4):358-65.

21) de Lange FP, et al:Increase in prefrontal cortical volume following cognitive behavioural therapy in patients with chronic fatigue syndrome. Brain. 2008;131(Pt 8):2172-80.

22) 日本医療研究開発機構:統合医療としてのヨガの有用性と安全性に関する研究.「統合医療」に係る医療の質向上・科学的根拠収集研究事業. 平成28年度委託研究開発成果報告書, 2016.

23) Puri BK, et al:Regional grey and white matter volumetric changes in myalgic encephalomyelitis (chronic fatigue syndrome):a voxel-based morphometry 3 T MRI study. Br J Radiol. 2012;85(1015):e270-3.

24) Yamamoto S, et al:Reduction of serotonin transporters of patients with chronic fatigue syndrome. Neuroreport. 2004;15(17):2571-4.

25) Kuratsune H, et al:Brain regions involved in fatigue sensation:reduced acetylcarnitine uptake into the brain. Neuroimage. 2002;17(3):1256-65.

26) Miller AH, et al:Decreased basal ganglia activation in subjects with chronic fatigue syndrome:association with symptoms of fatigue. PLoS One. 2014;9(5):e98156.

27) Munemoto T, et al:Increase in the Regional Cerebral Blood Flow following Waon Therapy in Patients with Chronic Fatigue Syndrome:A Pilot Study. Intern Med. 2017;56(14):1817-24.

28) Nakatomi Y, et al:Neuroinflammation in Patients with Chronic Fatigue Syndrome/ Myalgic Encephalomyelitis:An [11]C-(R)-PK11195 PET Study. J Nucl Med. 2014;55(6): 945-50.

29) Fukuda S, et al:A potential biomarker for fatigue:Oxidative stress and anti-oxidative activity. Biol Psychol. 2016;118:88-93.

30) Miwa K, et al:Fluctuation of serum vitamin E (alpha-tocopherol) concentrations during exacerbation and remission phases in patients with chronic fatigue syndrome. Heart Vessels. 2010;25(4):319-23.

31) Fukuda S, et al:Ubiquinol-10 supplementation improves autonomic nervous function and cognitive function in chronic fatigue syndrome. Biofactors. 2016;42(4):431-40.

32) Naviaux RK, et al:Metabolic features of chronic fatigue syndrome. Proc Natl Acad Sci USA. 2016;113(37):E5472-80.

33) Yamano E, et al:Index markers of chronic fatigue syndrome with dysfunction of TCA and urea cycles. Sci Rep. 2016;6:34990.

34) Germain A, et al:Metabolic profiling of a myalgic encephalomyelitis/chronic fatigue syndrome discovery cohort reveals disturbances in fatty acid and lipid metabolism. Mol Biosyst. 2017;13(2):371-9.

35) Giloteaux L, et al:Reduced diversity and altered composition of the gut microbiome in individuals with myalgic encephalomyelitis/chronic fatigue syndrome. Microbiome. 2016;4(1):30.

36) Nagy-Szakal D, et al:Fecal metagenomic profiles in subgroups of patients with myalgic encephalomyelitis/chronic fatigue syndrome. Microbiome. 2017;5(1):44.

37) Salit IE:Precipitating factors for the chronic fatigue syndrome. J Psychiatr Res. 1997;31(1):59-65.

38) Theorell T, et al:Critical life events, infections, and symptoms during the year preceding chronic fatigue syndrome (CFS):an examination of CFS patients and subjects with a nonspecific life crisis. Psychosom Med. 1999;61(3):304-10.

39) Institute of Medicine:Beyond myalgic encephalomyelitis/chronic fatigue syndrome redefining an illness. National Academies Press. 2015:1-282.

40) Oka T, et al:Psychological stress contributed to the development of low-grade fever in a patient with chronic fatigue syndrome:a case report. Biopsychosoc Med. 2013;7(1):7.

4

ME/CFSにおける
ミクログリアの活性化

倉恒弘彦

1 — ME/CFSという病名への変遷

慢性疲労症候群（CFS）とは，米国疾病対策センター（Center for Disease Control and Prevention；CDC）が組織した研究者グループが，原因不明の慢性的な疲労を特徴とする病態の病因解明に向けて，調査対象を明確にするために作成した調査基準（Holmes GP，1988年）の名称である[1]。

イギリスやカナダでは，CFS類似病態の患者において全身の筋肉痛とともに脳神経系の異常に基づくと思われる種々の臨床症状がみられることより，筋痛性脳脊髄炎（ME）という病名を用いて診療が行われており[2]，最近の国際的な医学雑誌ではME/CFSとしてこの病気を取り上げていることが多い。

日本においては，CDCの診断基準をもとに旧厚生省研究班（班長：木谷照夫，大阪大学）がわが国のCFS診断基準を1992年に発表したこともあり，主にCFSという病名が診療や研究で用いられてきたが，2016年3月に発表されたME/CFS臨床診断基準の検討委員会〔日本医療研究開発機構（Japan Agency for Medical Research and Development；AMED）〕において，今後はCFSではなくME/CFSという病名を用いることが定められた[3]。

2 — ME/CFSで明らかになってきた神経炎症：脳内ミクログリアの活性化

ME/CFSでは，易疲労感とともに思考力・集中力の低下や物忘れ，睡眠障害などの脳機能の低下が認められるため，病態に脳神経系の異常が関与している可能性が高い。しかし，これらの患者では頭部CT検査やMRI検査を実施してもほとんど異常がみられないため，脳神経系に炎症がみられるか否かについては否

定的な意見も多かった。

　最近,脳内で炎症が起きると,脳内免疫防御を担っているミクログリアが活性化し,末梢性ベンゾジアゼピン受容体と呼ばれる分子を発現することが明らかとなり,陽電子放出断層撮影(positron emission tomography;PET)を用いて活性型ミクログリアの有無を検査することにより,脳内神経炎症の存在を直接調べることが可能となってきた。

　そこで,NakatomiらがME/CFS患者9名と健常者10名を対象として,活性型ミクログリアに発現するtranslocator proteinのリガンドPK11195を用いたPET検査を実施したところ,ME/CFS患者群では脳幹の一部(左視床,中脳,橋)においてPK11195結合が有意に高いことを世界で初めて見出した[4]（図1）。このME/CFS患者における頭部CT検査やMRI検査では異常がみられておらず,通常の保険診療で異常がみられないME/CFS患者でも,脳内の神経炎症が存在している可能性がある。

　さらに,各自覚症状とPK11195結合の関連がみられる部位を調べたところ,視床,中脳,扁桃体での炎症が強い場合は認知機能障害が強く,帯状回・視床の

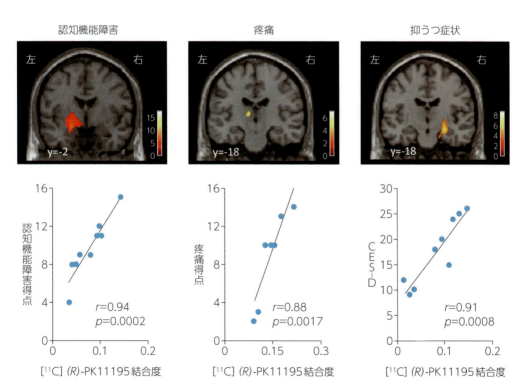

図1 ● ME/CFS患者における認知機能障害,疼痛,抑うつと神経炎症
上段:症状の程度と神経炎症が相関している部位
下段:各症状得点と ^{11}C-(R)-PK11195結合度の関連

(図版提供:理化学研究所生命機能科学研究センター)

炎症の強さと頭痛・筋肉痛などの痛みの程度に相関がみられ，海馬での炎症が強いほど抑うつ症状が強いことも判明した。

したがって，ME/CFSは単に脳機能の変調のような機能的な病態にとどまらず，重症例ではミクログリアの活性化で示される器質的な病態である可能性が高い。この発見は，米国のME/CFS研究の第一人者Anthony Komaroff教授（Harvard大学）が発表した2014年におけるME/CFSに関する世界10大発見のひとつとして大きく取り上げられ[5]，米国やヨーロッパのME/CFS患者を対象とした臨床試験が始まっている。

3── 動物の疲労モデルにおける神経炎症の確認

2014年に開催された第10回日本疲労学会学術集会において，木山ら（名古屋大学）はラットの低水位ストレス負荷モデルにみられる疲労病態では，アロディニアや疼痛などの症状には脊髄後角におけるミクログリアの活性化が関与していることを報告しており[6]，疲労病態と神経炎症との関連がしだいに明らかになってきた。

木山らの疲労ラットモデルでは，ミクログリアの活性化をミノサイクリンにより抑制するとアロディニアや疼痛が軽減しており，中枢における局所的なミクログリアの活性化が病的疼痛発現の原因のひとつであると結論づけている。片岡ら（理化学研究所）も，げっ歯類を対象にした水浸疲労負荷モデルや免疫疲労負荷モデルにおいて中枢神経系のミクログリアの活性化が認められることを報告しており[7]，ミクログリアの活性化をキーワードとした研究により，ME/CFSの客観的な診断や特効薬と呼べるような治療法の開発が可能となってきている。

4── PET検査によるミクログリアの活性化との関連の検証

脳内ミクログリアの活性化はME/CFSや線維筋痛症に特異的な変化ではなく，神経障害性疼痛やアルツハイマー病，脳血管障害などの疾患でも認められることが報告されている。したがって，脳内炎症の有無と臨床病態との関連を明らかにするためには，健常者との比較だけではなく，うつ病，疼痛性障害，機能性身体症候群など，より多くのME/CFS類似病態患者についてもミクログリアの活性化について検討する必要がある。しかし，現在の神経炎症の診断に用い

られるPK11195はポジトロン核種^{11}Cを用いて標識されているため，半減期が20分ときわめて短く，ごく限られたPET検査施設でしか実施できないことがこの検査を広める上で大きな問題となっていた。

一方，ポジトロン核種^{18}Fを用いたfluoro-2-deoxy-D-glucose（FDG）-PET検査は，全国のPET検査施設においてがんに対する検診として広く実施されてきた。そこで，FDGと同様に^{18}Fで標識したリガンドでミクログリアの活性化を調べることができれば，日本中の多くのPET検査施設で神経炎症の有無を客観的に評価できるようになり，脳内ミクログリアの活性化と臨床病態との関連を明らかにすることができる。

2016年4月，AMED障害者対策総合研究開発事業において「イメージングと新規バイオマーカーを用いた慢性疲労症候群の客観的診断法の開発」（代表研究者：渡邊恭良）が採択された。この研究では，神経炎症の評価に向けて^{18}Fで標識した新規汎用PETプローブの開発と，PETデータ解析評価に関する研究が計画されており，数年後には日本中の多くのPET検査施設において活用されることが期待される。

さらに，同年11月，AMED創薬基盤推進研究事業において「ポジトロンCTで脳内炎症が確認された患者に対するミクログリア活性化抑制薬の有効性検証」（代表研究者：渡邊恭良）が採択された。この研究ではME/CFS患者100名を対象にポジトロンCTを用いて脳・神経炎症と臨床病態との関連を調べるとともに，脳内炎症が確認された患者に対してはミクログリア活性化抑制薬の有効性が検証される予定である。

Karolinska研究所（スウェーデン）において，一卵性双生児の1人がCFSに罹患し，他の1人が健常者である10組の被験者を対象に，渡邊らの日本チームと連携してポジトロンCT検査を用いた脳・神経系の炎症の検索が進められており，ミクログリアの活性化で示される脳・神経炎症が日本だけでなく世界の各地で認められるME/CFSの共通病態であるのか否かの検証が始まっている。

多くの症例におけるPET解析によるミクログリアの活性化評価結果を得られれば，いくつかの客観的バイオマーカー候補との関連についても詳細な解析が可能となり，神経炎症の存在を示唆するスクリーニング検査法の開発にもつなげることができると考えている。

● 文献

1) Holmes GP, et al:Chronic fatigue syndrome:a working case definition. Ann Intern Med. 1988;108(3):387-89.

2) Carruthers BM, et al:Myalgic encephalomyelitis:International Consensus Criteria. J Intern Med. 2011;270(4):327-38.

3) 倉恒弘彦:慢性疲労症候群の病因病態の解明と画期的診断・治療法の開発. 厚生労働科学研究費補助金 障害者対策総合研究開発事業(神経・筋疾患分野). 平成25-27年度総括・分担研究報告書. 2016, p1-76.

4) Nakatomi Y, et al:Neuroinflammation in Patients with Chronic Fatigue Syndrome/ Myalgic Encephalomyelitis:An[11]C-(R)-PK11195 PET Study. J Nucl Med. 2014;55(6):945-50.

5) Vernon SD, et al:Research Digest-December 2014:10 Important Advances in ME/ CFS. (2019年4月閲覧)
[http://solvecfs.org/research_digest_2014top10/]

6) Yasui M, et al:Hyperactivation of proprioceptors induces microglia-mediated long-lasting pain in a rat model of chronic fatigue syndrome. J Neuroinflammation. 2019;16(1):67.

7) 片岡洋祐, 他:中枢神経炎症と疲労に関する動物モデル研究. 日本疲労学会誌. 2014;10(1):25.

5

診断法（臨床診断基準と研究用診断基準）

伴　信太郎

1── 現在までの診断基準

はじめに，本項は成人を対象にした記載に限定していることをお断りしておく。

慢性疲労症候群（CFS）については，ヨーロッパを中心に筋痛性脳脊髄炎（ME）という病名が推奨されてきた（一部にはCFSとMEは別の病態とする意見もあるが少数派である）。いずれにせよ，この疾患は今日の日常診療で使用される範囲内の検査や画像診断では明確な異常所見が認められないため，臨床症候で定義せざるをえない。そのため，1988年のHolmesらの基準[1]に始まり，これまでに少なくとも8つの診断基準が提案されてきた[2]。米国疾病対策センター（Centers for Disease Control and Prevention；CDC）基準（1988年[1]，1994年[3]），オックスフォード基準[4]，ロンドン基準（ME）[5]，カナダ基準〔2003年（ME/CFS）[6]，2010年（ME/CFS）[7]〕，国際基準（ME）[8]，オーストラリア基準[9]である。2015年には，全米科学アカデミーのひとつである米国医学研究所〔（Institute of Medicine；IOM。2015年に米国医学アカデミー（National Academy of Medicine；NAM）に名称変更〕が9つ目の診断基準と新しい病名を提唱した[10]。

2── 米国における新しい病名と診断基準の提案

前述のようなCFSやMEの様々な診断基準の存在をふまえて，IOMは過去30数年間に世界中で報告されてきたCFSやMEに関する9,000を超える論文をレビューし，2015年2月に全身性労作不耐症（systemic exertion intolerance disease；SEID）という病名とその臨床診断基準（表1）を提唱した[10]。新しい病名を提唱した理由として，誰もが経験する「疲労」という症状が付された病名

表1 ● 米国医学研究所 (IOM) が提案した SEID の臨床診断基準 (2015年)

diagnosis requires that the patient have the following three symptoms	1. A substantial reduction or impairment in the ability to engage in pre-illness levels of occupational, educational, social, or personal activities, that persists for more than 6 months and is accompanied by fatigue, which is often profound, is of new or definite onset (not lifelong), is not the result of ongoing excessive exertion, and is not substantially alleviated by rest, and 2. Post-exertional malaise*, and 3. Unrefreshing sleep*
at least one of the two following manifestations is also required	1. Cognitive impairment* or 2. Orthostatic intolerance

＊：Frequency and severity of symptoms should be assessed. The diagnosis of ME/CFS (SEID) should be questioned if patients do not have these symptoms at least half of the time with moderate, substantial, or severe intensity
IOM：Institute of Medicine
SEID：Systemic Exertion Intolerance Disease

(文献10より引用)

(CFS) が，「疲労を口実に怠けている」「疲労は誰でも経験する」などの過小評価や無理解の原因となっており，さりとて，MEという病名は脳脊髄液や脳波などの検査に異常がみられないため病態を正確に反映していないと強い反対が続いていたことが挙げられる。また，IOMの報告では，病態の中核は神経免疫異常であり，それが中枢神経に炎症を起こすことによって様々な自律神経症状，中枢神経症状，内分泌異常などをきたすと推定している。そして，これは「心因性」でも「怠け」でもない"realな病気"であることを強調するとともに，除外診断の末に診断名をつけるのではなく，積極的に診断名をつけるべきであると勧めている[10]。

IOMが発表したSEID基準については，プライマリ・ケアを担っている医師が医療現場で用いる診断基準としての簡便性・利便性を備えていると評価される一方で，診断基準としての特異度が低く，また除外基準も示されていないために，多くの精神疾患（特にうつ病）が含まれてしまい，CDC基準（1994年）[3]に比して有病率は2.8倍になるという問題点も指摘されている[11]。

そこで，厚生労働省の研究班の臨床診断基準検討委員会[＊1]では，日本疲労学会での検討をふまえて，実地医家が使用できる利便性と，世界標準に準ずると

＊1：厚生労働省科学研究費補助金 障害者対策総合研究事業（神経・筋疾患分野）
「慢性疲労症候群の病因病態の解明と画期的診断・治療法の開発」研究班（班長：倉恒弘彦）で新しい臨床診断基準を検討した委員会。下記が構成員。
臨床診断基準検討委員会委員：伴　信太郎，松本美富士，田島世貴，吉原一文，福田早苗，倉恒弘彦

表2 ● 筋痛性脳脊髄炎／慢性疲労症候群 (ME／CFS) 臨床診断基準 (2017年)

Ⅰ. 6カ月以上持続ないし再発を繰り返す以下の所見を認める
    (医師が判断し，診断に用いた評価期間の50％以上で認めること)
    1. 強い倦怠感を伴う日常活動能力の低下[*1]
    2. 活動後の強い疲労・倦怠感[*2]
    3. 睡眠障害，熟睡感のない睡眠
    4. 下記の (ア) または (イ)
        ア) 認知機能の障害
        イ) 起立性調節障害

Ⅱ. **別表2-①** に記載されている最低限の検査を実施し，**別表2-②** に記載された疾病を鑑別する
Ⅲ. **別表2-③** に記載された疾病・病態は共存として認める

＊1：病前の職業，学業，社会生活，個人的活動と比較して判断する．体質的 (例：小さい頃から虚弱であった) と
いうものではなく，明らかに新たに発生した状態である．過労によるものではなく，休息によっても改善し
ない． **別表2-④** に記載された「PS (performance status) による疲労・倦怠感の程度」を医師が判断し，
PS 3以上の状態であること．
＊2：活動とは，身体活動のみならず精神的，知的，体位変換などの様々なストレスを含む．

(文献12より引用改変)

いう観点からSEID基準を踏襲しつつ，この基準で指摘されている欠点を補うべ
く，診断に必要な検査，除外すべき疾患・病態，共存を認める疾患・病態などを
加えた新しい臨床診断基準 (表2) を提案した[12]。

3 — 日本におけるME／CFSの臨床診断基準 (2017年) (表2)

研究班[*1]では，これまでCFSと呼称していた診断名をME／CFSと改称す
るとともに，SEID基準を踏襲した上で，以下の4点を付け加えてわが国に
おけるME／CFSの臨床診断基準とすることを提案した (表2, 別表2-①〜④)。
performance status (PS) は従来わが国で使用されてきたもの[13] を踏襲した
が，疲労・倦怠感の具体例を示して，使い勝手が良くなるように工夫した。

1. ME／CFS診断に必要な最低限の検査を記載 (別表2-①)

2. 鑑別すべき主な疾患・病態を記載 (別表2-②)

3. 共存を認める疾患・病態を記載 (別表2-③)

4. PSによるQOL評価を採用 (医師が判断。判断の具体例を記載) (別表2-④)
以下，診断基準のそれぞれの項目の解釈の仕方と別表について述べる。

別表2-① ● ME／CFS診断に必要な最低限の臨床検査

> (1) 尿検査 (試験紙法)
> (2) 便潜血反応 (ヒトヘモグロビン)
> (3) 血液一般検査 (WBC, Hb, Ht, RBC, 血小板, 末梢血液像)
> (4) CRP, 赤沈
> (5) 血液生化学 (TP, 蛋白分画, TC, TG, AST, ALT, LD, γ-GT, BUN, Cr, 尿酸, CK, 血清電解質, 血糖)
> (6) 甲状腺検査 (TSH), リウマトイド因子, 抗核抗体
> (7) 心電図
> (8) 胸部単純Ｘ線

WBC : white blood cell, Hb : hemoglobin, Ht : hematocrit, RBC : red blood cell, CRP : C-reactive protein
TP : total protein, TC : total cholesterol, TG : triglyceride
AST : aspartic aminotransferase, ALT : alanine aminotransferase, LD : lactate dehydrogenase
γ-GT : glutamyl transpeptidase, BUN : blood urea nitrogen, Cr : creatinine, CK : creatine kinase
TSH : thyroid stimulating hormone

(文献12より引用改変)

別表2-② ● 鑑別すべき主な疾患・病態

(1) 臓器不全	肺気腫, 肝硬変, 心不全, 慢性腎不全など
(2) 慢性感染症	AIDS, B型肝炎, C型肝炎など
(3) 膠原病・リウマチ性, および慢性炎症性疾患	SLE, RA, Sjögren症候群, 炎症性腸疾患, 慢性膵炎など
(4) 神経系疾患	多発性硬化症, 神経筋疾患, てんかん, あるいは疲労感を惹き起こすような薬剤を持続的に服用する疾患, 後遺症を持つ頭部外傷など
(5) 系統的治療を必要とする疾患	臓器・骨髄移植, がん化学療法, 脳・胸部・腹部・骨盤への放射線治療など
(6) 内分泌・代謝疾患	糖尿病, 甲状腺疾患, 下垂体機能低下症, 副腎不全など
(7) 原発性睡眠障害	睡眠時無呼吸症候群, ナルコレプシーなど
(8) 精神疾患	双極性障害, 統合失調症, 精神病性うつ病, 薬物乱用・依存症など

AIDS : acquired immunodeficiency syndrome (後天性免疫不全症候群)
SLE : systemic lupus erythematosus (全身性エリテマトーデス)
RA : rheumatoid arthritis (関節リウマチ)

(文献12より引用改変)

別表2-③ ● 共存を認める疾患・病態

> (1) 機能性身体症候群 (FSS) に含まれる疾患・病態
>   線維筋痛症, 過敏性腸症候群, 顎関節症, 化学物質過敏症, 間質性膀胱炎, 機能性胃腸症, 月経前症候群, 片頭痛など
> (2) 身体表現性障害 (DSM-IV), 身体症状症および関連症群 (DSM-5), 気分障害 (双極性障害, 精神病性うつ病を除く)
> (3) その他の疾患・病態
>   起立性調節障害 : POTSを含む若年者の不登校
> (4) 合併疾患・病態
>   脳脊髄液減少症, 下肢静止不能症候群 (RLS)

FSS : functional somatic syndrome
POTS : postural tachycardia syndrome (体位性頻脈症候群)
RLS : restless legs syndrome

(文献12より引用改変)

別表 2-④ ● PS による疲労・倦怠感の程度

> 0：倦怠感がなく平常の社会生活ができ，制限を受けることなく行動できる
> 1：通常の社会生活ができ，労働も可能であるが，疲労を感ずるときがしばしばある
> 2：通常の社会生活ができ，労働も可能であるが，全身倦怠感のため，しばしば休息が必要である
> 3：全身倦怠感のため，月に数日は社会生活や労働ができず，自宅にて休息が必要である[*1]
> 4：全身倦怠感のため，週に数日は社会生活や労働ができず，自宅にて休息が必要である[*2]
> 5：通常の社会生活や労働は困難である。軽労働は可能であるが，週のうち数日は自宅にて休息が必要である[*3]
> 6：調子の良い日には軽労働は可能であるが，週のうち 50％以上は自宅にて休息している
> 7：身の回りのことはでき，介助も不要であるが，通常の社会生活や軽労働は不可能である[*4]
> 8：身の回りのある程度のことはできるが，しばしば介助がいり，日中の 50％以上は就床している[*5]
> 9：身の回りのこともできず，常に介助がいり，終日就床を必要としている

疲労・倦怠感の具体例 (PS の説明)：PS は医師が判断する
＊1：社会生活や労働ができない「月に数日」には，土日や祭日などの休日は含まない。また，労働時間の短縮など明らかな勤務制限が必要な状態を含む。
＊2：健康であれば週5日の勤務を希望しているのに対して，それ以下の日数しかフルタイムの勤務ができない状態。半日勤務などの場合は，週5日の勤務でも該当する。
＊3：フルタイムの勤務はまったくできない状態。ここに書かれている「軽労働」とは，数時間程度の事務作業などの身体的負担の軽い労働を意味しており，身の回りの作業ではない。
＊4：1日中，ほとんど自宅にて生活をしている状態。収益につながるような短時間のアルバイトなどはまったくできない。ここでの介助とは，入浴，食事摂取，調理，排泄，移動，衣服の着脱などの基本的な生活に対するものを言う。
＊5：外出は困難で，自宅にて生活をしている状態。日中の 50％以上は就床していることが重要。
PS：performance status

（文献 12 より引用改変）

1）6 カ月以上持続ないし再発を繰り返す以下の所見を認める（表2）

　6 カ月以上症候が持続し，以下の 4 つの所見をすべて満たす場合に ME/CFS の臨床診断をくだす。これは IOM 基準と同様の基準である。診断に際しては，患者の訴えをそのまま受け入れるのではなく，医師が判断し，かつ評価期間の 50％以上で認めることを求めた。多くの疲労を訴える患者を診療している医師の判断の客観性を重視してのことである。また，50％というのは，ときどき調子の良い時期はあってもよいが，調子の悪いときのほうが多いという意味に解釈して頂ければよい。

▶ ①強い倦怠感を伴う日常活動能力の低下

　日常活動能力が低下しているか否かは，病前の職業，学業，社会生活，個人的活動と比較して判断する。たとえば，以前フルマラソンに参加していた人が，10km 走るのがせいぜいの状態になれば，それは日常活動能力の低下と判断される。また，小さい頃から虚弱体質であったというのは，診療の対象にはなるかもしれないが，ME/CFS の診断名を付すのは適切ではない。ME/CFS は，明らかに新たに発生した状態に付すべき診断名である。過労によるものではなく，休息によっても改善しない。

　疲労の程度は，**別表 2-④** に記載された「PS による疲労・倦怠感の程度」を医師が判断し，PS 3 以上の状態であることを確認することが必要である。

▶②活動後の強い疲労・倦怠感

　活動後の強い疲労感・倦怠感というのは，身体活動のみならず，精神的ストレスや知的活動後などにひどい疲労感が残り，「活動後に倍返しの疲労感が来る」といったような状態である。典型的には，活動後12～48時間にこのような疲労感に襲われる。この疲労感は，身体的疲労のみならず，「頭が回らない」という認知機能の低下であったり，精神的疲労であったりする。

　また，回復に時間がかかり，「数日間何もできなくなる」というような場合もある。人は動かないと廃用症候群が必発であるため，各人の活動の限界を見きわめながら少しずつの活動（例：1日3分間のラジオ体操など）を試行錯誤しながら増やしていって経過を見守ることが必要となる。

▶③睡眠障害，熟眠感のない睡眠

　睡眠障害は，入眠困難，中途覚醒，熟眠感の障害のいずれもがみられるが，うつ病によくみられる早朝覚醒は少ない印象がある。睡眠脳波では，深い睡眠相が少なくなっている場合が多いとされている。また，病初期には日中の過眠が多い。

　鑑別すべき頻度が多い原発性睡眠障害として睡眠時無呼吸症候群があり，経鼻的持続陽圧呼吸療法（continuous positive airway pressure；CPAP）などの治療で劇的に疲労が解消されるので，睡眠障害のチェックは必須である。

▶④下記の（ア）または（イ）

ア）認知機能の障害

　認知機能の障害は「集中して物事を考えられない」「頭に雲がかかっている」「記憶力が落ちた」「注意散漫になった」「考えがまとまらない」「人や物の名前が思いだせない」「決断力がなくなった」などと訴えられる。

　客観的検査としては，時間を限定して作業をすると作業効率は悪いが，時間を限定しないと作業目的は達成可能というのが特徴的である。しかし，「認知機能の障害」の基準を満たすという判断のために必ずこのような検査が必要というわけではない。

イ）起立性調節障害

　SEID基準では"orthostatic intolerance"とされており，直訳すれば「起立不耐症」となるが，意味がつかみにくいので「起立性調節障害」とした。症状としては「長く立っていられない」「立ち上がるとふらつく」などと訴えられ，仰臥位，または仰臥位で下肢挙上すれば症状は改善する。

　徴候としては，起立試験で脈拍と血圧の変化を測定する。ヘッドアップティルト試験（head-up tilt test）は実施が容易ではないため，外来で簡単に実施できる方法として様々な起立試験が紹介されている。成人における一定の基準は特になく，小児の基準（5分間の安静臥位の収縮期血圧，拡張期血圧および脈

拍数を立位5分後の数値と比較し，脈圧16mmHg以上の狭小化，収縮期血圧21mmHg以上の低下，あるいは脈拍数21/分以上の増加を認めたときを陽性とする）[14]が成人にも適用されてきた。しかし，IOMの報告では，ME/CFSの患者では遅延型の「起立性調節障害」が起こることが多く，最低10分間は起立試験を行うべきと勧められている[10]。

本項では，文献10，14を参考に，外来で実施できる方法として下記の起立試験（10分間）を提案する。ME/CFSの患者では，有意な血圧や脈拍数の変動が起こる前に症状が出現する場合が多いことは知っておく必要がある[10]。

① ベッドで仰臥位5分間の安静のあと，収縮期血圧，拡張期血圧および脈拍数を測定する

② その後立位をとらせて10分間その体勢を保持する（患者が倒れないように注意する。壁にもたれるようにしてもよい）

③ 直後から2分ごとに収縮期血圧，拡張期血圧および脈拍数を測定する

④ その間，動悸，疲労感，ふらつき，失神しそうな感じ，吐き気，かすみ眼，頭痛，頭のボーッとした感じ，呼吸困難感などについて観察する

⑤ 脈拍数30/分以上の上昇または120/分以上になる，収縮期血圧25mmHg以上の低下，あるいは症状による検査の中断をもって有意と判定する

起立試験で起こりやすい起立性調節障害には，次の3つがある[10]。

• postural orthostatic tachycardia syndrome (POTS)：仰臥位から立位になることによって，血圧の低下はないが，脈拍数30/分以上の上昇がみられる，または脈拍数が120/分以上になる

• neurally mediated hypotension (NMH)：臥位から立位になることによって，収縮期血圧が25mmHg以上低下する

• orthostatic hypotension (OH)：起立後最初の3分以内に収縮期血圧が20mmHg，または拡張期血圧が10mmHg以上低下し持続する

ME/CFSではこの定義に当てはまるOHは少ないが，3分以上経ってから反応が起こる場合があり，少なくとも10分間の起立試験が勧められる理由となっている[10]。

ME/CFS患者には，起立性調節障害のほかにも，頻脈，微熱，過敏性腸症候群，膀胱過活動，性機能不全など様々な自律神経機能不全がみられる。ME/CFSの診断に際して，診断基準には入っていないが，このような諸症候についても注意しておく必要がある。

交感神経・副交感神経のバランスは，副交感神経機能の低下による相対的な交感神経優位状態である場合が多い。ME/CFSによる活動性の低下がこのような

自律神経機能の低下に一定程度関与していることが考えられるが，詳細は不明である。

2) ME/CFS診断確定のために必要な最低限の検査（別表2-①）

ME/CFS（疑い）で受診する患者の診療の第一歩は，ME/CFS以外の疾病を鑑別することである。その中には，治療法がないものもあるが，多くの疾患は確立した治療法があるため，この重要性はいくら強調してもしすぎることはない。別表2-①には，プライマリ・ケアの診療所でも実施できる検査を挙げた。これらの検査のいずれも異常がない場合に，精神疾患やME/CFSを考慮する。

また，ME/CFSの定義に含まれる「発症後6カ月」を経過していない場合でも，治療可能な疾患はできるだけ早期に診断すべきであり，これらの検査をした上で異常がなければ，経過観察をすることが勧められる。

3) ME/CFSと鑑別すべき主な疾患・病態と共存を認める疾患・病態（別表2-②，2-③）

精神疾患は前述の検査で異常がなく，かつ頻度も高いので主な鑑別対象となる。ME/CFSとの共存を認める身体症状症および関連症群〔精神疾患の診断・統計マニュアル（diagnostic and statistical manual of mental disorders 5th edition；DSM-5）〕や気分障害との鑑別は容易ではない。そのため，ME/CFSの診療経験のある精神科医や心療内科医との連携が必須である。また，神経内科，内分泌内科，感染症科とも必要に応じて連携しながら，心身両面からの診断・治療介入を試行錯誤していく必要がある。

ここに掲げた鑑別すべき主な疾患・病態は，あくまでも研究班員が自らの経験と文献を参考に選択したものであり，今後はこれらの疾患とME/CFSとを比較して，新しい日本の基準の操作特性（感度，特異度など）を明らかにしていく必要がある。

4) ME/CFSの疲労・倦怠感の程度の評価（別表2-④）

疲労・倦怠感の程度は，わが国における研究が開始された当時から用いられているPS[14]を用いる。今回の基準には，それぞれの段階にわかりやすい例を用いて解説を加えた。問診票などを用いればより精密な評価は可能であるが，外来でフォローするにはPSでも十分に評価が可能である。

PS4とPS5が大きなわかれ目で，休みながらも通勤や通学がなんとかできていればPS4以下となる。

5）ME/CFSの臨床診断基準の使い方

　以上をまとめると，慢性的な疲労（ここではとりあえず1カ月以上続く例を念頭に述べる）を訴えて来院した患者の診療は，次のようにまとめられる（治療については述べない）。

1. まず通常の医療面接と身体診察を共感的な態度で実施する
2. 明らかな誘因から疾患・病態を推定できれば，それぞれの疾患・病態に適した検査を実施する（たとえば，EBウイルス感染，うつ状態）
3. 推定できる疾患・病態が明らかでない場合は，表2の症候を明らかにするための病歴と身体診察を追加するとともに，別表2-①に挙げた検査を実施する
4. 別表2-①の検査結果をふまえて，別表2-②に掲げた疾患・病態を鑑別する（この段階までプライマリ・ケア医による対応が可能と思われる）
5. 検査結果に異常があるかボーダーラインの場合には，内分泌内科，神経内科，感染症科と適宜連携する。異常がない場合には，精神疾患の鑑別のために精神科医や心療内科医と連携した診療をする
6. 優先されるべき精神疾患がないか，それのみでは説明できない疲労・倦怠感があり，疾患・病態が明らかでない場合は，ME/CFSの専門家に相談・紹介する

4 ── ME/CFS診断法：研究用診断基準

　前述した8つのCFS，ME，ME/CFSの診断基準を比較した文献によれば，いずれも他の疲労・倦怠感をきたす疾患を含めた操作特性の検討が不十分であるが，MEまたはME/CFSの診断基準は，CFSの診断基準に比して，より重症の患者を同定していた[2]。

　日本疲労学会では，今後のME/CFSの研究用診断基準としては，多様な病態が混在しないようにできるだけ絞り込みができることが望ましいため，新しい臨床診断基準（表2）[12] で診断されるME/CFS患者を対象に，これまで世界で最も頻用されているCDC基準（1994年）[3]（図1）と，より重症者を同定しているとされるカナダ基準（2003年）[6]（表3）のすべてを満たす患者を研究対象とすることを提案した。

1）CDCのCFS基準（Fukuda基準，1994年）[3]（図1）

　CDC基準（Fukuda基準，1994年）は，SEID基準に比して有病率は1/3になることが示されている[11]。日本の新しい臨床診断基準はFukuda基準のアルゴリズムと同様の診断プロセスを提案しており，この新しい基準にFukuda基

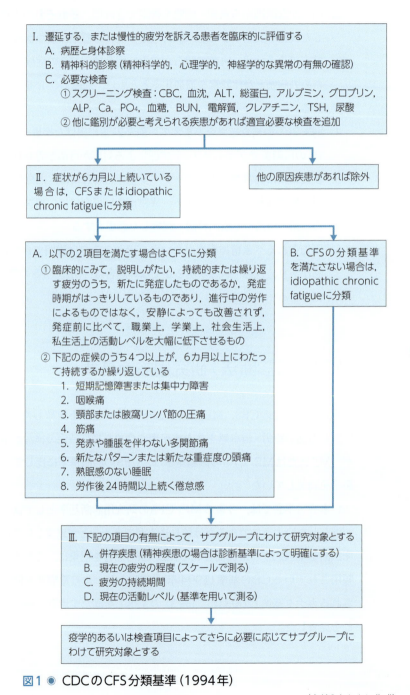

図1 ● CDCのCFS分類基準（1994年）

（文献3をもとに作成）

表3 ◉ ME/CFSの臨床診断基準 (カナダ基準，2003年)

下記の1～4の症状があり，かつ5で2つ以上の所見があり，かつ6，7を満たす場合にME/CFSの診断をくだす。
1. 倦怠感
2. 活動後の強い疲労・倦怠感
3. 睡眠障害
4. 痛み[*1]
5. 神経学的または認知機能の障害[*2]
6. 下記の3項目のうちの2項目以上の項目で何らかの症候がある
    a. 自律神経系の所見
    b. 神経内分泌系の所見[*3]
    c. 免疫系の所見[*4]
7. 病気の持続期間は少なくとも6カ月で，徐々に発症する場合もあるが，通常は発症時期がはっきりしている

- 診断に際しては，症状は新たに発症したものであるか，発症時に明らかに変化したものでなければならない
- 5，6のすべての症状を有することは稀である
- 症状はいくつかの症状がまとまって出没を繰り返す傾向がある
- 少数ではあるが，痛みや睡眠障害がみられないがME/CFSとしか分類しようがない例がある。このような例では，もし発症が感染後のような経過ならME/CFSと考えてよい
- 病前から他の理由で健康な状態ではなく，発症のきっかけもはっきりせず，徐々にあるいはいつのまにか発症しているような場合もある

除外すべき疾患・病態
- ほとんどの主症状 (倦怠感，睡眠障害，痛み，認知機能障害) を説明できる活動性の疾患がある場合
- 見逃すと重大な結末になる以下の疾患も除外することが必須
  アジソン病，クッシング症候群，甲状腺機能低下症，甲状腺機能亢進症，鉄欠乏症，その他の治療可能な貧血，鉄過剰症，糖尿病，がん
- 以下の疾患の除外も必須
  治療可能な睡眠障害 (上気道抵抗症候群，閉塞性または中枢性無呼吸)，膠原病関連疾患 (関節リウマチ，SLE，多発性筋炎，リウマチ性多発筋痛症)，免疫系疾患 (AIDS)，神経疾患 (多発性硬化症，パーキンソン症候群，重症筋無力症，ビタミンB_{12}欠乏症)，感染症 (結核，慢性肝炎，ライム病など)，精神疾患や薬物乱用

病歴や身体診察では除外できない疾患があり，その場合は適切な検査や画像診断で診断する。併存疾患があっても治療によってコントロールされている場合は，診断基準に合致する場合はME/CFSと診断してよい

共存を認める疾患・病態
線維筋痛症 (FM)，筋膜性疼痛症候群 (MPS)，側頭下顎関節症候群 (TMJ)，過敏性腸症候群 (IBS)，間質性膀胱炎，過活動性膀胱，レイノー現象，僧房弁逸脱症，うつ病，片頭痛，アレルギー，化学物質過敏症，橋本病，乾燥症候群，その他。
これらの共存疾患・病態はME/CFSと同時期に発症することもあるが，IBSのように何年も前に発症していることもある。同じようなことが片頭痛やうつ病でもある。後者のような場合は，症候の関係性は弱い。ME/CFSとFMSは関連性が強く「重複症候群」と考えるべきである。

特発性慢性疲労
もし，患者が6カ月以上続く原因不明の疲労・倦怠感を訴えているがME/CFSの診断基準を満たさない場合は，特発性慢性疲労 (idiopathic chronic fatigue) と分類する。

*1：筋痛，関節痛，しばしば全身性で移動性である。また，しばしば新たなパターンまたは新たな重症度の頭痛を伴う。
*2：様々な認知機能障害のほか，筋力低下，筋線維束攣縮，運動失調，感覚過敏など。また，過負荷現象 (overload phenomena) [※]が起こることがある。視覚，聴覚，嗅覚が過敏になったり，認知機能が低下して決断できなくなったりする。感情面，運動面でも起こることがある。
*3：体温調節機能の障害 (低体温，大きな日内変動，発汗，繰り返す熱感，四肢の冷感)，高温や寒冷に対する適応能力の低下，著しい体重の変化・食欲低下あるいは亢進，ストレス耐性の低下と症状の悪化。
*4：リンパ節の圧痛，繰り返す咽頭痛，繰り返すインフルエンザ様症状，全身倦怠感，新たに出現した食物・薬物・化学物質過敏。
※：普通の刺激が本人にとっては過負荷になってしまう現象 (著者注)。

(文献6より引用改変)

準を加えても絞られる患者数は限られていると思われるが，今後多数の臨床例で検証する必要がある。

　Fukuda基準には研究ガイドラインという位置づけもあり，それが図1のⅢのサブグループの提案に示されている。この基準では，症状が6カ月以上続いているがCFS基準を満たさない場合は，特発性慢性疲労 (idiopathic chronic fatigue) と分類し，観察を続けることを勧めている。

2) CFSのカナダ基準 (2003年)[6] (表3)

　カナダ基準 (2003年) は，臨床診断基準であることが強調されている。この基準は，CDC基準 (1994年) と比較して「活動後の強い疲労・倦怠感」を取り入れたほか，「痛み」「睡眠障害」を必須項目にしているところに特徴がある。さらには，鑑別すべき疾患・病態や共存を認める疾患・病態についても記載している。また，この基準でも特発性慢性疲労の分類について述べている。

　この基準の問題点は，プライマリ・ケアの現場で使用するには複雑すぎるという点である。

5── 新しい診断基準の果たす役割

　2015年のIOMの報告と，それに引き続く米国国立衛生研究所 (National Institutes of Health；NIH) における大規模な研究開始[15]に伴って，ME/CFSの臨床は新しい時代に入った。ME/CFSの器質的疾患としての啓発が，医療関係者にも，市民にも，医学教育においても必要である[11]。今後は様々な病態が混在しているME/CFSから，免疫異常が特定できるいくつかの病態が明らかにされ，それらに対しては特異的な治療が可能となってくるであろう。しかし，臨床診断でME/CFSとされ，かつ特定の治療法がない病態は残り，そのような患者に対してはbest supportive therapy (BST) が求められ続けられるだろう。

　このような新しい時代に，本項で提示したわが国におけるME/CFSの新しい臨床診断基準は，プライマリ・ケアの現場で使用できる簡便性を備えつつ，一定の病態推定までの指針を示しており，今後慢性疲労を訴えてプライマリ・ケア医を受診する患者の診療のガイドとして重要な位置を占めると確信している。

●文献

1) Holmes GP, et al:Chronic fatigue syndrome:a working case definition. Ann Intern Med. 1988;108(3):387-9.

2) Haney E, et al:Diagnostic Methods for Myalgic Encephalomyelitis/Chronic Fatigue Syndrome:A Systematic Review for a National Institutes of Health Pathways to Prevention Workshop. Ann Intern Med. 2015;162(12):834-40.

3) Fukuda K, et al:The chronic fatigue syndrome:a comprehensive approach to its definition and study. International chronic fatigue syndrome study group. Ann Intern Med. 1994;121(12):953-9.

4) Sharpe M, et al:A report--chronic fatigue syndrome:guidelines for research. J R Soc Med. 1991;84(2):118-21.

5) Dowsett E, et al:London Criteria for myalgic encephalomyelitis. Report from The National Task Force on Chronic Fatigue Syndrome (CFS), Post Viral Fatigue Syndrome (PVFS), Myalgic Encephalomyelitis (ME). Westcare, 1994, p96-8.

6) Carruthers BM, et al:Myalgic encephalomyelitis/chronic fatigue syndrome:clinical working case definition, diagnostic and treatment protocols. J Chronic Fatigue Syndr. 2003;11 (1):7-115.

7) Jason LA, et al:The development of a revised Canadian myalgic encephalomyelitis chronic fatigue syndrome case definition. Am J Biochem Biotechnol. 2010;6(2):120-35.

8) Carruthers BM, et al:Myalgic encephalomyelitis:International Consensus Criteria. J Intern Med. 2011;270(4):327-38.

9) Lloyd AR, et al:Prevalence of chronic fatigue syndrome in an Australian population. Med J Aust. 1990;153(9):522-8.

10) Institute of Medicine:Beyond Myalgic Encephalomyelitis/Chronic Fatigue Syndrome:Redefining an Illness. National Academies Press. 2015:1-282.

11) Jason LA, et al:Unintended Consequences of not Specifying Exclusionary Illnesses for Systemic Exertion Intolerance Disease. Diagnostics (Basel). 2015;5(2):272-86.

12) 伴　信太郎, 他:慢性疲労症候群の新しい臨床診断基準と呼称の提唱—筋痛性脳脊髄炎/慢性疲労症候群 (ME/CFS) の臨床診断基準 (2017) — . 日本疲労学会誌. 2017;12(2):1-7.

13) 木谷照夫, 他:慢性疲労症候群. 日本内科学会雑誌. 1992;81(4):573-82.

14) 小児心身医学—臨床の実際— . こども心身医療研究所, 編. 朝倉書店, 1995, p160-1.

15) Unger ER, et al:CDC Grand Rounds:Chronic Fatigue Syndrome - Advancing Research and Clinical Education. MMWR Morb Mortal Wkly Rep. 2016;65(50-51):1434-8.

6

検査異常

倉恒弘彦

1 ── 全身倦怠感の鑑別：スクリーニング検査

現病歴で筋痛性脳脊髄炎/慢性疲労症候群（ME/CFS）が疑われる場合は，厚生労働省のME/CFS臨床診断基準（2015年）では表1に示すスクリーニング検査を実施し，必要に応じて専門的な検査を追加することにより，表2に示す疾病を鑑別することが推奨されている[1, 2]（☞5）。通常，ME/CFS患者ではこのようなスクリーニング検査に大きな異常はみられない。しかし，抗核抗体は膠原病と診断されないME/CFS患者においても約1/2〜1/3で認められており，ME/CFSの病因のひとつに自己免疫異常が考えられる根拠とされてきた。

なお，糖尿病や肝障害などが認められた場合も，ME/CFS臨床診断基準では「治療などにより病態が改善している場合は経過観察とし，1年間以上（がんなどの悪性疾患，神経系疾患，双極性障害，統合失調症，精神病性うつ病は完治して5年間以上）にわたって疲労の原因とは考えられない状態が続いている場合は

表1 ● ME/CFS診断に必要な最低限の臨床検査

(1) 尿検査（試験紙法）
(2) 便潜血反応（ヒトヘモグロビン）
(3) 血液一般検査（WBC，Hb，Ht，RBC，血小板，末梢血液像）
(4) CRP，赤沈
(5) 血液生化学（TP，蛋白分画，TC，TG，AST，ALT，LD，γ-GT，BUN，Cr，尿酸，血清電解質，血糖）
(6) 甲状腺検査（TSH），リウマトイド因子，抗核抗体
(7) 心電図
(8) 胸部単純X線

WBC：white blood cell, Hb：hemoglobin, Ht：hematocrit, RBC：red blood cell, CRP：C-reactive protein
TP：total protein, TC：total cholesterol, TG：triglyceride
AST：aspartic aminotransferase, ALT：alanine aminotransferase, LD：lactate dehydrogenase
γ-GT：glutamyl transpeptidase, BUN：blood urea nitrogen, Cr：creatinine
TSH：thyroid stimulating hormone

（文献1より引用）

表2 ● 鑑別すべき主な疾患・病態

(1) 臓器不全	肺気腫，肝硬変，心不全，慢性腎不全など
(2) 慢性感染症	AIDS，B型肝炎，C型肝炎など
(3) 膠原病・リウマチ性，および慢性炎症性疾患	SLE，RA，Sjögren症候群，炎症性腸疾患，慢性膵炎など
(4) 神経系疾患	多発性硬化症，神経筋疾患，てんかん，あるいは疲労感を惹き起こすような薬剤を持続的に服用する疾患，後遺症を持つ頭部外傷など
(5) 系統的治療を必要とする疾患	臓器・骨髄移植，がん化学療法，脳・胸部・腹部・骨盤への放射線治療など
(6) 内分泌・代謝疾患	糖尿病，甲状腺疾患，下垂体機能低下症，副腎不全など
(7) 原発性睡眠障害	睡眠時無呼吸症候群，ナルコレプシーなど
(8) 精神疾患	双極性障害，統合失調症，精神病性うつ病，薬物乱用・依存症など

AIDS：acquired immunodeficiency syndrome（後天性免疫不全症候群）
SLE：systemic lupus erythematosus（全身性エリテマトーデス）
RA：rheumatoid arthritis（関節リウマチ）

（文献1，2をもとに作成）

除外しない」とされており，生活習慣病関連の検査項目に異常がみられてもME/CFS臨床診断基準を満たす場合もあることに留意する必要がある。

2 ── ME/CFSにおける検査異常

1）感染症の関与

　ME/CFSは集団発生が欧米各地で報告されていることや，喉の痛み，発熱，リンパ節腫大などの感染様症状を伴って発病する患者がみられることから感染症の関与が疑われ，病因ウイルスを特定する努力がなされてきた。代表的なウイルスとして，ヘルペスウイルス〔Epstein-Barr（EB）ウイルス，ヒトヘルペス6型ウイルス（human herpesvirus 6；HHV-6）〕，エンテロウイルス（コクサッキーBウイルス），ボルナ病ウイルス，レトロウイルス（xenotropic murine leukemia virus-related virus；XMRV）などが挙げられる[3]。しかし，すべてのME/CFS患者を説明できるようなME/CFSウイルスとでも言うべき特定のウイルスは見出されていない。

　最近では，2009年Science誌に米国の慢性疲労患者ではレトロウイルスが101名中67名に見出されると発表され，レトロウイルス感染症との関係が注目された[4]。しかし，その後世界中で行われた追試ではすべて否定されている。日本においても，輸血の安全性確保の観点からCFS患者100名における血清中の

抗体と末梢血単核球におけるXMRV DNA解析が緊急で実施されたが，CFS患者と健常者の陽性率に有意な差はなく，XMRV DNAはまったく認められなかった[5]。

ME/CFSの中には，ウイルス感染症だけでなくクラミジア，マイコプラズマ，コクシエラ，トキソプラズマ，カンジダなどの感染症がきっかけとなり発症した症例が少なからず存在することから，明らかな感染症後に発症した症例は「感染後ME/CFS」として区別されている。日本でも，1991年九州地方において肺炎クラミジアに感染した86名中12名がME/CFSに罹患したという集団発生例が確認されている[3]。

なお，ME/CFS患者が病歴聴取の際に訴える感染症は，ヘルペスウイルスの再活性化やマイコプラズマ，コクシエラ，トキソプラズマなどの慢性感染症のことが多く，免疫力の低下に伴う二次的なものである可能性が高い。社会心理的なストレスがnatural killer（NK）活性などの免疫力の低下を引き起こすことはよく知られており，種々の生活環境ストレスと遺伝的因子が関係しているものと思われる。

2) 免疫系の異常（表3）[1]

ME/CFSではアレルギー歴を有する人が多く，また抗核抗体の出現，免疫グロブリン異常，血中免疫複合体の増加，NK活性や単球機能の低下，リンパ球のサブセット異常，種々のサイトカインの異常などが報告されており，何らかの免疫異常がME/CFS病態に関与していることは間違いない[6]。

筆者らは，神経伝達物質の輸送体や受容体に対する自己抗体がCFS病態に関与しているのではないかと考え，ムスカリン1型アセチルコリン受容体（muscarinic acetylcholine receptor；mAChR），セロトニン1A受容体，ドーパミンD_2受容体，オピオイドμ受容体に対する抗体の検索を行ったところ，mAChR抗体が陽性のCFS患者では，抗体値が脱力感や思考力の低下と関連していることを見出した[7]。そこで，mAChR自己抗体を持つ慢性疲労症候群患者5名と持たない患者6名，健常者11名の脳を陽電子放出断層撮影（positron emission tomography；PET）検査で比較したところ，mAChR自己抗体を持つ患者の脳ではmAChRの発現量が10〜25％低下していることが明らかになった[8]。このことは，ME/CFSにみられる免疫系の異常が脳の神経伝達機能を変化させることを示唆しており，ME/CFS病態の解明につながる重要な知見であると考えている。

最近，抗自律神経節アセチルコリン受容体抗体〔抗 ganglionic acetylcholine receptor（gAChR）抗体〕の存在が自己免疫性自律神経節障害に結びついて

表3 ● 免疫系，遺伝子関連の客観的所見

自然免疫の異常		皮膚・粘膜，補体，NK細胞，好中球，マクロファージ，danger-associated molecular pattern (DAMP) などの異常
獲得免疫の異常	B細胞の異常	B細胞の数・機能異常，免疫グロブリン異常，自己抗体など
	T細胞の異常	T細胞の数・機能異常など
	樹枝状細胞の異常	樹枝状細胞の数・機能異常など
サイトカインの異常		血液中・培養上清中の異常〔インターロイキン (IL-1β，IL-6，IL-7，IL-8，IL-10など)，インターフェロントランスフォーミング成長因子など〕
遺伝子関連の検査異常		遺伝子多型の存在 (single nucleotide polymorphism, microsatellite polymorphism)
細菌，ウイルスなどのDNAの検出		DNAマイクロアレイ検査などによる遺伝子発現量の変化
慢性感染症，ウイルス再活性化を示唆する検査異常		EBウイルス，ヘルペスⅥ型ウイルス，コクサッキーBウイルス，単純ヘルペスウイルス，帯状ヘルペスウイルス，ボルナ病ウイルス，マイコプラズマリケッチアなど
そのほか，免疫関連の異常を客観的に支持する所見		血液中37-kDa RNase Lの存在など 運動，労作に伴う免疫系変化 (mRNA，サイトカイン，免疫細胞の数・機能など) など 細胞培養系においてPHANTOMやLPS刺激などに伴う免疫系変化 (mRNA，サイトカイン，免疫細胞の数・機能など) など

NK：natural killer, DAMP：danger-associated molecular pattern, RNase：ribonuclease, mRNA：messenger ribonucleic acid, LPS：lipopolysaccharide

(文献1より引用)

いることが明らかになってきた[9]。NakaneらはME/CFS患者においても抗gAChR抗体が陽性の場合があると報告しており，抗gAChR抗体の存在がME/CFSにおける自律神経機能異常に深く関わっている可能性も考えられる。

　なお，ミトコンドリアはエネルギー供給に加え，感染や炎症における自然免疫反応のプラットフォームとして機能していることから，2013〜2015年度厚生労働科学研究の中で豊福利彦らがCFS患者30名を対象にmitochondrial (mt) DNAについて検討したところ，mtDNA量は健常者に比較し有意に高値を示し，特に血液中の酸化ストレス度を示すreactive oxygen metabolites-derived compounds (d-ROM) 値と正の相関がみられることが判明した[1]。細胞外へ放出されたmtDNAはdamage-associated molecular patterns (DAMPs) として病的な免疫反応に寄与することが知られており，CFSが長期に続く慢性炎症類似病態にmtDNAの上昇が関与している可能性がある。

　サイトカインの異常に関しては，これまでに数多くの報告がみられるが，transforming growth factor (TGF)-β の上昇以外は相反する報告が多く，ME/CFS病態との関連性は明らかではなかった[10]。ごく最近，Montoyaらは，

192例のME/CFS患者と392例の健常者との比較を行ったところ，17のサイトカインがME/CFSの重症度と関連していることを明らかにし，血液中のサイトカインの評価がME/CFSの診断に寄与する可能性が高いと報告した[11]。この結果が追試されるようであれば，ME/CFS病態に免疫系の異常が深く関与していることを示唆し，治療法の選択にも結びつく重要な知見である。しかし，現在の臨床診断基準に基づくME/CFSにはきわめて多様な病態が包含されていると考えられており，今後はME/CFSを層別化した上での分析が重要であると思われる。

3) 内分泌・代謝系の異常 (表4) [1]

1991年，Demitrackら[12]がCFS患者では視床下部－下垂体－副腎系〔hypothalamic-pituitary-adrenocortical (HPA) -axis〕の異常がみられることを報告して以降，これまでに数多くの内分泌異常がCFS患者で報告されており，ME/CFS患者において何らかのHPA-axis異常が存在することはほぼ間違いない。

これまでに報告されてきた異常としては，血清コルチゾール減少，血漿adrenocorticotropic hormone (ACTH) 増加，尿中カテコールアミンの上昇，抗利尿ホルモン基礎値の減少と全身水分量の増加，ACTH試験における副腎感

表4 ● 内分泌・代謝系の客観的所見

内分泌系の異常	安静時の異常	HPAフィードバック異常，CRA，DHEA-S，ACTH，glucocorticoid receptor数，コルチゾール代謝物 (尿)，growth hormoneなど	
	サーカディアンリズム異常		
	負荷時*の異常	上記安静時のマーカーなど	
	運動負荷後の異常	上記安静時のマーカーなど	
エネルギー代謝系の異常	安静時の異常	liqid peroxidation，CoQ10，cortical glutatjione GSH，MDA，production of iNOS，production of COX-2，urinary excretion of 8-OHdGなど	
	その他の代謝異常	カルニチンの異常	アシルカルニチンなど
		ミトコンドリアの異常	ATP，mitochondrial content (酵素など)
		運動負荷時の異常	上記安静時のマーカーなど

＊：CRH負荷・Dex/CRF負荷試験，ACTH投与，インスリン負荷など。
HPA：hybridization protection assay, CRA：cortisol awaking resting
DHEA-S：dehydroepiandrosterone sulfate, ACTH：adrenocorticotropic hormone
CRH：corticotropin-releasing hormone
Dex/CRF：dexamethasone/corticotropin-releasing factor
GSH：Glutathione, MDA：malondialdehyde, iNOS：inducible nitric oxide synthase
COX：cyclooxygenase, OHdG：hydroxydeoxyguanosine, ATP：adenosine triphosphate

(文献1より引用)

受性の亢進と最大反応性の低下，インスリン誘発低血糖時においてプロラクチンや成長ホルモンの分泌異常，dehydroepiandrosterone sulfate（DHEA-S）の低下，サーカディアンリズム異常などが挙げられる。この原因としては，種々の生活環境ストレス，遺伝的な関与，小児期の障害などが考えられてきたが，最近では酸化ストレスやニトロソ化ストレスの関与も注目されている[13]。

　ごく最近，Yamanoらはメタボローム解析によりME/CFS患者の代謝物質を詳しく分析したところ，細胞のエネルギー産生系および尿素回路内の代謝動態に問題があることや，血中の代謝物質の濃度が疲労病態を反映していることを見出した[14]。ME/CFS患者では，代謝物質のうちピルビン酸/イソクエン酸，オルニチン/シトルリンの比が健常者と比べて有意に高く，この評価はME/CFSの客観的診断にも活用できると言う。Naviauxらも，同時期に米国においてME/CFS患者と健常者に対してメタボローム解析を行ったところ，スフィンゴ脂質，リン脂質，分枝鎖アミノ酸，ミトコンドリア代謝など20の代謝物において異常がみられたと報告しており[15]，種々のエネルギー代謝系の異常がME/CFS病態に関わっている可能性が明らかになってきている。

　生体の酸化ストレスも疲労病態に深く関わっていることがわかってきた。野島順三らがME/CFS患者555名と一般住民656名を対象に，酸化ストレス値（d-ROMs）と抗酸化力値（biological antioxidant potential；BAP）を評価したところ，ME/CFS群では有意なd-ROMs上昇とBAP低下が認められ，特にBAPを用いた評価はROC曲線を用いた検討で診断的有用性が高いことが判明した（BAPカットオフ値2551.0μmol/L，曲線下面積0.82，感度75%，特異度75%）[1]。さらに，作業ストレスを加えた急性疲労群，2週間以上残業が続く亜急性疲労群との比較を行ったところ，急性疲労群はd-ROMsとBAPがともに上昇するのに対して，亜急性疲労群ではd-ROMsが上昇しているが，BAPは正常化しており，d-ROMsとBAPの変化は疲労のステージ（急性，亜急性，慢性）により異なっていた。したがって，d-ROMsとBAPを用いた生体の酸化ストレス評価は，疲労の有無とともに疲労ステージ判定にも有用であると思われる[1]。

4) 脳・神経系の異常（表5）[1]

　CFS患者の脳機能異常に関しては，最近の様々な解析により以下のような異常が明らかになってきており，CFSにおける不定愁訴は脳機能異常に基づくものであると考えて間違いない[16]。

▶MRI検査
①T2強調画像において白質部位に小さなwhite spotの存在

②背外側前頭野の委縮

▶single-photon emission computed tomography (SPECT) 解析

前頭葉，側頭葉，頭頂葉，後頭葉，基底核などにおける局所脳血流量の低下

▶PET解析

① [^{18}F] fluorodeoxyglucose (^{18}FDG) 解析

右内側前頭皮質，脳幹部，帯状回やその近傍の内側皮質における糖代謝の低下

②H$_2$^{15}O を用いた局所脳血流量の解析[17]

前帯状回，眼窩前頭野，背外側前頭野などの前頭葉のほか，側頭葉，後頭葉，基底核，脳幹部など様々な部位の局所脳血流量の低下

③アセチルカルニチン代謝の異常[17]

自律神経系の調節や情動などに深く関連している前帯状皮質24野と，意欲やコミュニケーションにおいて重要な前頭皮質9野において有意に取り込みが低下

④脳内セロトニン代謝の異常

前帯状回のBrodmann24/32野の一部（吻側部分）において脳内セロトニン輸送体の発現量が有意に低下

⑤脳内ミクログリアの活性化[18]

症状の重いCFS患者では視床，中脳，橋，海馬，扁桃体，帯状回において神経炎症が存在（☞4）

なお，神経系，免疫系，内分泌系の異常に関しては，サイトカイン異常の報告

表5 ● 脳・神経系の客観的所見

脳画像解析	MRI	灰白質，白質，基底核，脳幹部の異常など
	fMRI	脳機能異常，作業負荷に対する過剰反応など
	SPECT	局所脳血流の異常
	PET	局所脳血流，FDG，セロトニン輸送体，セロトニン受容体，アセチルコリン受容体，アセチルカルニチンの取り込みなどの異常，ミクログリアの活性化，作業負荷に対する反応異常など
自律神経系	心電計，脈波検査	心拍変動解析
	安静時	自律神経機能異常，交感神経系の過緊張，副交感神経活動の低下など
	シェロングテスト 起立試験 (HUT)	心拍変動および血圧の変化→起立性調節障害の存在

MRI：magnetic resonance imaging
fMRI：functional magnetic resonance imaging
SPECT：single-photon emission computed tomography
PET：positron emission tomography
FDG：fluoro-2-deoxy-D-glucose
HUT：head-up tilt

をはじめとして相反する結果が示す報告が多く，いまだME/CFSの病因・病態と関連した異常を特定することはできていない。そこで，世界中の2箇所以上の異なった研究機関から同一の結果が学術論文として発表されている異常を表3〜5にまとめた[1]（2013〜2015年度厚生労働科学研究成果含む）。今後，ME/CFSを層別分析する際の参考資料として活用して頂けると幸いである。

5) 疲労の客観的評価に基づく異常

これまで，疲労の程度は主観的な感覚でのみ評価されてきたため，個々の疲労状態を定量化することが難しく，疲労の診断や治療に関する科学的な研究はあまり行われていなかった。しかし，疲労を客観的に測定する技術の開発は，疲労病態を正確に診断し治療や予防を行う上で非常に重要である。そこで，ここではいくつかの疲労評価法に基づく異常を紹介する。

▶睡眠覚醒リズム解析

0.01G以上で2〜3Hzの周波数の体動による加速度変化を測定することにより，以下の項目について判定でき，疲労状態の評価が可能である。

①睡眠・覚醒の時間と活動量，日内リズム，日中の居眠り回数

②入眠潜時（横になってから寝つくまでの時間）

③睡眠時間，中途覚醒回数，睡眠効率

ME/CFS患者208名と健常者178名について調べた結果，ME/CFS患者では覚醒時平均活動量が低下し，覚醒時居眠り回数，睡眠時間，睡眠時中途覚醒回数が有意に増加していた。したがって，加速度センサーを用いた睡眠・覚醒リズム解析はME/CFSに伴う生活の質の低下を客観的に評価することが可能であると思われる[19]。

なお，ME/CFS患者における睡眠の異常に関しては，「睡眠異常」（☞11）で詳しく解説されている。

▶自律神経機能評価

心電波形や加速度脈波のデータを活用して心拍変動解析を行うことにより，自律神経機能評価が可能である。

Yamagutiらは，ME/CFS患者1,099例，健常者361例を対象に加速度脈波検査を実施し，交感神経機能を反映する0.04〜0.15Hzの低周波帯域のパワー値（low frequency；LF），主に副交感神経機能を反映する0.15〜0.40Hzの高周波帯域のパワー値（high frequency；HF）を計算したところ，副交感神経機能を反映するHFは，健常者では加齢に伴って有意に減少していることに気づいた。そこで，年代ごとに健常者群とME/CFS群を疲労度別に比較したところ，すべての年代でME/CFS群は健常者群より低下していた。さらに，ME/CFS

患者の日常活動度より算出した重症度との関連をみたところ，50歳代を除き，20歳代，30歳代，40歳代，いずれも疲労度が増悪するほどHF帯域のパワー値の有意な減少が認められた[20]。

　副交感神経機能は，健常者では覚醒時に比較して睡眠中に上昇していることが知られている。そこで，健常者とME/CFS患者を対象にアクティブトレーサーを用いて副交感神経機能の変化を評価したところ，睡眠中のHFの上昇は健常者と比較してME/CFS患者では有意に低下していることも判明した[20]。したがって，睡眠中の副交感神経活動の減弱は不眠や中途覚醒，睡眠効率の低下に結びついている可能性が考えられる。

　また，CFS患者と健常者における加速度脈波をカオス解析したところ，最大リアプノフ指数は20歳代健常者（64名）0.0661 ± 0.0028，30歳代健常者（83名）0.0603 ± 0.00131に対して，CFS重症群は20歳代CFS（72名）0.0039 ± 0.0121，30歳代CFS（83名）0.0039 ± 0.00552と，20歳代・30歳代ともに有意に低下しており，カオス性が減弱していた[20]。

　以上の結果は，ME/CFS病態に自律神経機能異常が深く結びついていることを示唆しており，ME/CFSの診断や治療法の選択において重要な指標のひとつになりうると思われる。

3 —— 多様な病態に対する国内外の取り組み

　筆者らは，1999年に採択された文部科学省の「疲労および疲労感の分子・神経メカニズムとその防御に関する研究」において，「CFSは感染症や種々の生活環境ストレス（過重労働，精神ストレス，化学物質暴露，紫外線，騒音など）をきっかけに神経系，免疫系，内分泌系の機能異常が惹起された病態であり，NK活性の低下などによりヘルペスウイルスなどの再活性化が惹起され，生体防衛のために産生された種々のサイトカインにより，脳神経系の機能異常や神経障害が引き起こされ，CFS病態に陥る」との仮説を提唱し，この仮説の実証に向けた取り組みを進めてきた。

　2011年に発表された国際ME診断基準においても，「MEは複雑で広範な機能障害を伴う神経系の病態で，細胞のエネルギー代謝やイオン輸送障害などを伴う神経系，免疫系，内分泌系の機能異常を特徴としている」と記載されており，本項で紹介したように神経系，免疫系，内分泌系の機能異常がME/CFS病態における主要な役割を演じているという点に関しては多くの研究者が共通の認識に立っていると思われる。

しかし，現在のCFSやME診断基準を満たす患者にはきわめて多様な病態が含まれていることも明らかになっており，これまでに世界中で報告されてきたME/CFS患者における検査結果に関しても相反する報告が数多く認められてきた。

2015年，全米アカデミーのひとつである米国医学研究所（Institute of Medicine；IOM）がME/CFSに関する論文25,269について詳細な検討を行ったところ，「ME/CFSは全身性の深刻な慢性疾患であり，重篤な場合には患者の生活そのものを破壊する病態である」との結論に至り，臨床医に対してこのような病態が重篤な全身疾患であることを理解して，診断・治療に取り組むように勧告した。

さらに，IOMはME/CFSの中核となる症状を整理して全身性労作不耐症（systemic exertion intolerance disease；SEID）という新たな疾病概念を提唱し，ICD-10に慢性疲労や神経衰弱とは関連のない新たな独立したコードをつけることや，今後5年間で科学的根拠に基づく診断基準の作成を行うことを推奨した。

この発表を受け，米国国立衛生研究所（National Institutes of Health；NIH）は2015年10月，ME/CFSやSEIDの病因・病態の解明に向けて，国立神経疾患・脳卒中研究所が中心となって取り組む方針を決定し，感染後に発病したME/CFS患者（発病後5年以内）を対象とした臨床研究がNIHクリニカルセンターにおいて開始されている。

筆者らは，新たなリガンドを用いたPET検査によりME/CFS患者では脳幹部においてミクログリアの活性化（神経炎症）がみられることを世界で初めて見出したが（☞4），2016年11月，日本医療研究開発機構「創薬基盤推進研究事業」において「ポジトロンCTで脳内炎症が確認された患者に対するミクログリア活性化抑制薬の有効性検証」（代表研究者：渡邊恭良）が採択された。この研究では，100名のME/CFS患者を対象としてポジトロンCTを用いて脳・神経炎症の有無と臨床病態との関連が調べられるとともに，脳・神経炎症と関連した血液中のバイオマーカーについての解析が進められることになっている。

血液中のバイオマーカーが明らかになれば，ME/CFSが疑われる患者に対してはプライマリ・ケアを担っている医療機関において血液検査によるスクリーニング評価を行い，脳・神経系の炎症の存在が疑われる患者に対しては専門病院においてPET検査で確定診断するという手順が可能となる。

1日でも早く，ME/CFSの病因・病態が解明され，難病として国からの認定をもとに日本中の各地の医療機関で診療を受けられる日が来ることを願ってやまない。

●文献

1) 倉恒弘彦：慢性疲労症候群の病因病態の解明と画期的診断・治療法の開発．厚生労働科学研究費補助金 障害者対策総合研究開発事業（神経・筋疾患分野）．平成25-27年度総括・分担研究報告書．2016, p1-76.

2) 伴　信太郎，他：慢性疲労症候群の新しい臨床診断基準と呼称の提唱―筋痛性脳脊髄炎／慢性疲労症候群（ME/CFS）の臨床診断基準（2017）―．日本疲労学会誌．2017；12(2)：1-7.

3) 倉恒弘彦：慢性疲労症候群．感染症予防必携（第3版）．日本公衆衛生協会，2015, p211-3.

4) Lombardi VC, et al：Detection of an infectious retrovirus, XMRV, in blood cells of patients with chronic fatigue syndrome. Science. 2009；326(5952)：585-9.

5) Furuta RA, et al：No association of xenotropic murine leukemia virus-related virus with prostate cancer or chronic fatigue syndrome in Japan. Retrovirology. 2011；8：20.

6) Klimas NG, et al：Biomarkers for chronic fatigue. Brain Behav Immun. 2012；26(8)：1202-10.

7) Tanaka S, et al：Autoantibodies against muscarinic cholinergic receptor in chronic fatigue syndrome. Int J Mol Med. 2003；12(2)：225-30.

8) Yamamoto S, et al：Reduction of [11C](+)3-MPB binding in brain of chronic fatigue syndrome with serum autoantibody against muscarinic cholinergic receptor. PLoS One. 2012；7(12)：e51515.

9) Nakane S, et al：Clinical features of autoimmune autonomic ganglionopathy and the detection of subunit-specific autoantibodies to the ganglionic acetylcholine receptor in Japanese patients. PLoS One. 2015；10(3)：e0118312.

10) Blundell S, et al：Chronic fatigue syndrome and circulating cytokines：A systematic review. Brain Behav Immun. 2015；50：186-95.

11) Montoya JG, et al：Cytokine signature associated with disease severity in chronic fatigue syndrome patients. Proc Natl Acad Sci USA. 2017；114(34)：E7150-E7158.

12) Demitrack MA, et al：Evidence for impaired activation of the hypothalamic-pituitary-adrenal axis in patients with chronic fatigue syndrome. J Clin Endocrinol Metab. 1991；73(6)：1224-34.

13) Morris G, et al：Oxidative and Nitrosative Stress and Immune-Inflammatory Pathways in Patients with Myalgic Encephalomyelitis (ME)/Chronic Fatigue Syndrome (CFS). Curr Neuropharmacol. 2014；12(2)：168–85.

14) Yamano E, et al：Index markers of chronic fatigue syndrome with dysfunction of TCA and urea cycles. Sci Rep. 2016；6：34990.

15) Naviaux RK, et al：Metabolic features of chronic fatigue syndrome. Proc Natl Acad Sci USA. 2016；113(37)：E5472-80.

16) 倉恒弘彦：慢性疲労症候群（CFS）．心身医学．2014；54(11)：1002-09.

17) Kuratsune H, et al：Brain regions involved in fatigue sensation：reduced acetylcarnitine uptake into the brain. Neuroimage. 2002；17(3)：1256-65.

18) Nakatomi Y, et al：Neuroinflammation in Patients with Chronic Fatigue Syndrome/Myalgic Encephalomyelitis：An [11]C-(R)-PK11195 PET study. J Nucl Med. 2014；55(6)：945-50.

19) 倉恒弘彦：自律神経機能異常を伴い慢性的な疲労を訴える患者に対する客観的な疲労診断法の確立と慢性疲労診断指針の作成．厚生労働科学研究費補助金 障害者対策総合研究開発事業（神経・筋疾患分野）．平成23年度総括・分担研究報告書．2012, p1-79.

20) Yamaguti K, et al：Autonomic Dysfunction in Chronic Fatigue Syndrome. Adv Neuroimmune Biol. 2013；4(4)：281-9.

7

日本における治療の実態と予後

倉恒弘彦

1 ── 日本の医療機関におけるCFS治療の現状と予後

　日本医療研究開発機構 長寿・障害者対策総合研究開発事業「慢性疲労症候群に対する治療法の開発と治療ガイドラインの作成」研究班において，2015〜2016年度の2年間にME/CFSの専門的な治療を実施している大阪市立大学医学部附属病院，名古屋大学医学部附属病院総合診療科外来，九州大学病院心療内科，桑名市総合医療センターに通院したME/CFS患者314名（男性91名，女性223名，男女比1：2.45。調査時年齢42.8±11.6歳，発病時年齢29.8±10.5歳，CFS診断時年齢34.2±12.2歳）についての治療実態調査を実施した[1]。

1）現状

▶治療後も生活に大きな支障を抱える者が約24％に

　今回の調査対象患者の分析では，ME/CFSの発病から診断までにかかった期間は，平均で4年間以上要しており，中には24.2年間にわたり原因が明らかでない体調不良として経過観察されていた症例もみられた。

　PS（performance status）による疲労・倦怠感の程度の評価（表1）では，初診時の平均PSは5.3±1.6であり，会社や学校に復帰できているME/CFS患者も一部認められたが，大半の患者は通常の社会生活や労働は困難な状況であった（図1）。

　初診時とME/CFS診断確定時には大きな変化はみられなかったが，治療を受けた最終診察時の平均PSは4.6±2.2と少し改善しており（$p < 0.001$），PS2以下の状態に回復して会社や学校に復帰できている患者が21.0％みられた（図1）。

　しかし，前述のME/CFS専門施設において治療を受けていてもPS7〜9の状態で改善がみられず，軽作業も困難な状況で日常生活や社会生活に大きな支障を抱えている患者も23.9％存在しており，長期間にわたり症状の改善がみられない患者に対しては公的な支援が必要であることが確認された（図1）。

表1 ● PSによる疲労・倦怠感の程度

0：倦怠感がなく平常の社会生活ができ，制限を受けることなく行動できる
1：通常の社会生活ができ，労働も可能であるが，疲労を感ずるときがしばしばある
2：通常の社会生活ができ，労働も可能であるが，全身倦怠感のため，しばしば休息が必要である
3：全身倦怠感のため，月に数日は社会生活や労働ができず，自宅にて休息が必要である[*1]
4：全身倦怠感のため，週に数日は社会生活や労働ができず，自宅にて休息が必要である[*2]
5：通常の社会生活や労働は困難である。軽労働は可能である。週のうち数日は自宅にて休息が必要である[*3]
6：調子の良い日には軽労働は可能であるが，週のうち50％以上は自宅にて休息している
7：身の回りのことはでき，介助も不要であるが，通常の社会生活や軽労働は不可能である[*4]
8：身の回りのある程度のことはできるが，しばしば介助がいり，日中の50％以上は就床している[*5]
9：身の回りのこともできず，常に介助がいり，終日就床を必要としている

疲労・倦怠感の具体例（PSの説明）：PSは医師が判断する。
[*1]：社会生活や労働ができない「月に数日」には，土日や祭日などの休日は含まない。また，労働時間の短縮など明らかな勤務制限が必要な状態を含む。
[*2]：健康であれば週5日の勤務を希望しているのに対して，それ以下の日数しかフルタイムの勤務ができない状態。半日勤務などの場合は，週5日の勤務でも該当する。
[*3]：フルタイムの勤務はまったくできない状態。ここに書かれている「軽労働」とは，数時間程度の事務作業などの身体的負担の軽い労働を意味しており，身の回りの作業ではない。
[*4]：1日中，ほとんど自宅にて生活をしている状態。収益につながるような短時間のアルバイトなどはまったくできない。ここでの介助とは，入浴，食事摂取，調理，排泄，移動，衣服の着脱などの基本的な生活に対するものを言う。
[*5]：外出は困難で，自宅にて生活をしている状態。日中の50％以上は就床していることが重要。
PS：performance status

（文献2より引用）

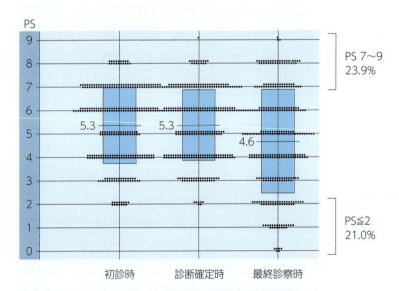

図1 ● ME/CFS患者のPS分布と治療後のPSの推移

（文献2より引用）

2）治療

▶薬物投与：漢方薬，向精神薬，鎮痛薬，ビタミン剤など

　これまでに実施されてきた治療内容についての調査（重複回答可）では，きわめて多くのME/CFS患者が漢方薬治療を受けていた（263/314例：83.8%）。中でも，免疫力や気力を回復させる効果，胃腸の働きや血液の巡りを良くする効果が期待される補中益気湯（234/314例：74.5%）の投与が最も多くみられ，六君子湯（59/314例：18.8%），抑肝散（24/314例：7.6%），当帰芍薬散（23/314例：7.3%），十全大補湯（22/314例：7.0%），葛根湯（21/314例：6.7%），加味逍遥散（12/314例：3.8%）などの投与を受けている患者もみられた。

　また，ME/CFS患者の病態には脳内モノアミン系の代謝異常が深く関わっている可能性が考えられていることより[3]，選択的セロトニン再取り込み阻害薬（selective serotonin reuptake inhibitor；SSRI）（129/314例：41.1%），セロトニン・ノルアドレナリン再取り込み阻害薬（serotonin and noradrenaline reuptake inhibitor；SNRI）（67/314例：21.3%），ノルアドレナリン作動性・特異的セロトニン作動性抗うつ薬（noradrenergic and specific serotonergic antidepressant；NaSSA）（21/314例：6.7%）などの向精神薬が投与されていた。睡眠薬は159/314例（50.6%），抗不安薬も126/314例（40.1%）で投与されていた。

　ME/CFS患者では筋肉痛や関節痛を訴えることが多く，非ステロイド性抗炎症薬（non-steroidal anti-inflammatory drugs；NSAIDs）が149/314例（47.5%）で使用されていた。神経障害性疼痛の併発が疑われる患者に対しては，ワクシニアウイルス接種家兎炎症皮膚抽出液（149/314例：47.5%）やプレガバリン（47/314例：15.0%）が投与されており，きわめて強固な疼痛に対してはトラムセット（25/314例：8.0%）も使用されていた。

　ビタミンや健康補助食品の調査では，ビタミンCが226/314例（72.0%）と最も多く使用されており，ビタミンB_{12}（211/314例：67.2%），Coenzyme Q10（66/314例：21.0%），カルニチン（42/314例：13.4%），ビタミンE（27/314例：8.6%），イミダゾールジペプチド（22/314例：7.0%），ビタミンB_1（14/314例：4.5%）なども投与されていた。

▶その他：運動療法，認知行動療法など

　薬物投与以外の治療法としては，運動療法（131/314例：41.7%），認知行動療法（76/314例：24.2%），鍼灸（34/314例：10.8%），ヨガ（28/314例：8.9%），冷え対策・保温療法（20/314例：6.4%），和温（WAON）療法（2/314例：0.6%）などが実施されていた。

　なお，これらの治療法の頻度についてはすべて重複回答可として調査した結果

である。治療法別の有効性については，個別の臨床試験を実施しての評価が必要であり，今回の調査では評価できなかった。

2 —— ME/CFSと線維筋痛症 (fibromyalgia；FM)

　ME/CFS患者では筋肉痛や関節痛を訴えることが多く，今回の調査でもNSAIDsが多くの患者で使用されており，筆者らも神経障害性疼痛やFMの併発が疑われる患者に対しては，ワクシニアウイルス接種家兎炎症皮膚抽出液やプレガバリンの投与を行っている。FMに関しては，本書において松本が詳しく説明しているのでそちらを参照して頂きたいが（☞10），治療法の決定において重要なポイントであるため，ここでも簡単に紹介する。

▶約3/4の症例でFMの予備診断基準満たす

　2010年米国リウマチ学会（American College of Rheumatology；ACR）が発表した「線維筋痛症（FM）に関する予備的診断基準」では，身体部位19箇所における痛みの有無 [WPI (wide-spread pain index) スコア] に加えて，疲労，起床時不快感，認知症状の3つの症状の重症度と，過敏性腸症候群，うつ，神経質，耳鳴りなどの身体症状の程度を評価してFM診断を行うこととなったため，従来のFM診断基準（ACR，1990年）を用いた診断よりCFSなどの身体症候性病態が多く含まれるようになった。

　そこで，2012年度厚生労働省CFS診断基準を満たすCFS症例195名（男性56名，女性139名，40.4±9.7歳）を調査対象とし，「FMに関する予備的診断基準」（ACR，2010年）を満たすか否かを検討したところ，約3/4のCFS症例がFMに関する予備的診断基準を満たしていることが判明した[4]。

　WPIスコア（疼痛箇所の数）が高い群ほど疲労，筋力低下，PSの悪化が強く，またFM診断基準を満たした群はFMの併存がみられない群よりも思考力低下，筋肉痛，脱力感，関節痛，リンパ節腫脹，不眠，頭痛，羞明，ボーッとする，胸焼け，心窩部痛，発疹，耳鳴りなどの身体症状が強いことも明らかになった[4]。

　したがって，CFS病態と疼痛はきわめて関連性が高く，FMを併存しているか否かの判断とともに，疼痛対策を適切に実施することはME/CFS患者のQOL改善において重要なポイントのひとつである。

3 —— 大阪市立大学医学部附属病院疲労クリニカルセンターにおけるME/CFS治療方針

1) 精神科的評価の重要性

　　1992～1997年に大阪大学医学部附属病院を受診し，内科的治療のみを実施して2年間以上経過観察を実施したME/CFS患者74例について，精神科によるDSM-Ⅳに基づいた評価を実施したところ，29例はCFS発症時点から診察時点まで精神疾患を有しない群（Ⅰ群），19例はCFS発症後に精神疾患を合併した群（Ⅱ群），残り26例はCF発症時点で精神疾患の診断基準をも満たす群（Ⅲ群）の3つの群に分類された（発症前より精神疾患がみられるⅣ群を除く）。

▶ **発症時点で精神疾患を有する症例は，内科的治療では回復せず**

　　岡嶋らがその予後について調査したところ，PSと自覚症状からみた2年後の回復率は，全体では9/74例（12%）であったが，精神科の分類別の回復率は，Ⅰ群（6/29例；21%），Ⅱ群（3/19例；16%），Ⅲ群（0/26例；0%）であり，Ⅲ群患者は内科的治療ではまったく回復がみられていなかった。また，5年間観察しえた46例の回復率は，全体では13/46例（28%）で，Ⅰ群（8/20例；40%），Ⅱ群（3/8例；38%），Ⅲ群（2/18例；11%）と，Ⅲ群の回復率がⅠ群と比較して有意に低値であった（$p < 0.05$）。

　　したがって，一次的な精神疾患の可能性が考えられる「Ⅲ群」に対する内科的治療による予後成績はきわめて悪いことから，ME/CFS患者を診療する場合に精神科によるDSM-Ⅳに基づいた評価はきわめて重要である。

　　大阪市立大学医学部附属病院の外来を受診したME/CFS患者に対しては，内科的評価とともに精神科的評価を必ず実施している。Ⅰ～Ⅲ群それぞれの患者に次のような診療を行うことが大切である。

　　　Ⅰ群の患者：精神科的な問題がみられなければ，内科が主体となって治療にあたる。
　　　Ⅱ群の患者：内科と精神科が連携して診療する。
　　　Ⅲ群の患者：予後調査結果を説明し同意を得た上で，精神科による治療を主体とする。

2) 内科的治療

　　内科的な治療としては，natural killer（NK）活性低下などの免疫力低下に対して補中益気湯や十全大補湯などの漢方薬，酸化ストレスの上昇や抗酸化力の低下に対して抗酸化を高める治療（ビタミンC大量，還元型CoQ10，イミダペプ

チドなど），カルニチン減少に対してはその補充療法を行っている。これらの治療は，できれば投与前の臨床検査において異常が確認された患者に対して行うことが望ましいが，保険診療では認められていない検査が多く，実際の診療現場では臨床病態より変化を想定せざるをえないこともある。

▶ 鎮痛対策や，精神症状がない場合の抗うつ薬投与も

　疼痛箇所の多い患者は痛みだけでなく種々の身体的徴候も高く，ME/CFS診療において疼痛対策も重要である。通常，筋肉痛，関節痛，頭痛などの症状が強い症例に対しては，ロキソプロフェンナトリウム水和物，セレコキシブなどの消炎鎮痛薬を使用しているが，神経障害性疼痛を併発している場合はワクシニアウイルス接種家兎炎症皮膚抽出液やプレガバリンなどの投与が有効である。

　また，抑うつや不安などの精神症状がみられない場合でもポジトロンCT検査などを行うと，ME/CFS患者では脳内セロトニン代謝やドーパミン代謝に異常がみられることがしだいに明らかになってきている。このため，抗うつ薬に分類されているフルボキサミンマレイン酸塩，パロキセチン塩酸塩水和物，セルトラリンなどのSSRIや，ミルナシプラン塩酸塩，デュロキセチン塩酸塩などのSNRI，さらにはドーパミンの作用を高めるアマンタジン塩酸塩などの向精神薬に分類されている薬剤の投与がME/CFS病態の改善につながることも多い。

　西洋医学的な治療で回復があまりみられない場合は，種々の伝承療法や和温療法などの有用性も報告されており，患者の病状に応じた多様な治療法の選択が必要である。

4 ── ME/CFS治療の展望

▶ ミクログリアの活性化評価とその抑制がカギに

　これまではME/CFSに対する特効薬は皆無であったが，「ME/CFSにおけるミクログリアの活性化」（☞4）で紹介したように，重症のCFSでは脳内ミクログリアの活性化で示される神経炎症が存在していることが明らかになってきたことは，CFS診断において画期的な進展である[5]。

　現在の神経炎症の診断に用いられているPK11195はポジトロン核種[11]Cにて標識されているため，半減期が20分ときわめて短く，全国の陽電子放出断層撮影（positron emission tomography；PET）検査施設では利用することが難しい。しかし，がんに対するPET検診で使用されているFDGと同様に，[18]Fで標識した新たなリガンドでミクログリアの活性化を調べることができるようになれば，日本の多くの施設で神経炎症の有無を客観的に評価することが可能である。

2016年11月，日本医療研究開発機構　創薬基盤推進研究事業において「ポジトロンCTで脳内炎症が確認された患者に対するミクログリア活性化抑制薬の有効性検証」（代表研究者：渡邊恭良）が採択された。この研究では，100名のME/CFS患者を対象として，^{18}Fで標識した新たなリガンドを用いたポジトロンCTにより脳・神経炎症の有無を調べるとともに，脳内炎症が確認された患者に対してはミクログリア活性化抑制薬の有効性が検証される予定である。

　さらに，多くの症例におけるPET解析によるミクログリアの活性化評価結果を得られれば，最近明らかになってきたいくつかの客観的なME/CFSバイオマーカー候補との関連についても詳細な解析が可能であり，神経炎症の存在を示唆するスクリーニング検査法の開発にもつながると期待している。

●文献

1) 倉恒弘彦，他：慢性疲労症候群に対する治療法の開発と治療ガイドラインの作成. 日本医療研究開発機構（AMED）障害者対策総合研究開発事業（神経・筋疾患分野）. 平成27-29年度研究成果報告書. 2018, p1-27.

2) 倉恒弘彦，他：慢性疲労症候群の病因病態の解明と画期的診断・治療法の開発. 厚生労働科学研究費補助金 障害者対策総合研究開発事業（神経・筋疾患分野）. 平成25-27年度総括・分担研究報告書. 2016, p1-76.

3) 倉恒弘彦：慢性疲労症候群の診断と治療の実際. 新薬と臨牀. 2016;65(1):91-9.

4) 倉恒弘彦：慢性疲労症候群と線維筋痛症. 線維筋痛症をモデルとした慢性疼痛機序の解明と治療法の確立に関する研究. 厚生労働科学研究費補助金 慢性の痛み対策研究事業. 平成25年度総括・分担研究報告書. 2014, p46-53.

5) Nakatomi Y, et al:Neuroinflammation in Patients with Chronic Fatigue Syndrome/Myalgic Encephalomyelitis:A ^{11}C-(R)-PK11195 PETstudy. J Nucl Med. 2014;55(6):945-50.

8

集学的治療

佐藤元紀，胡　暁晨，藤江里衣子，伴　信太郎

　名古屋大学医学部附属病院総合診療科（以下，本施設）では，2002年から筋痛性脳脊髄炎/慢性疲労症候群（ME/CFS）の診療を行い，集学的治療プロトコールを構築してきた。本項では，本施設でのME/CFSの集学的治療プロトコールについて概説するとともに，漢方治療・心理療法・運動療法の実際について述べる。集学的治療には「西洋薬による対症療法も組み合わせて用いる」[1]が，本項では省略した。

1 ── ME/CFSの集学的治療プロトコール

1) ME/CFSの診断

　慢性的な疲労を訴え本施設の外来を受診した患者のうち，CFS診断基準〔米国疾病対策センター（Center for Disease Control and Prevention（CDC），1994年〕に合致した患者を「ME/CFS疑い」に分類し，他疾患の除外や併存する精神疾患の評価のために検査および精神科受診を行った。2002～2016年に220名がME/CFS疑いに分類されたが，精査の結果ME/CFS単独（57名）あるいはME/CFSに二次的に精神疾患を合併している（33名）と診断した患者は90名（40.9%）であった。一方，器質的疾患（マイコプラズマ感染症，下垂体機能低下症，筋ジストロフィー，睡眠時無呼吸症候群など）が判明した患者は18名（8.2%），精神疾患単独による疲労と判断した患者は68名（30.1%）だった。この割合は，筆者らが診療を開始した当初の割合[2]とほとんど変わっていない。治療可能な精神疾患や器質的疾患を丁寧に除外することが重要であるとともに，精神疾患の診療に不慣れな医師は精神科医との連携が必要であると考える。

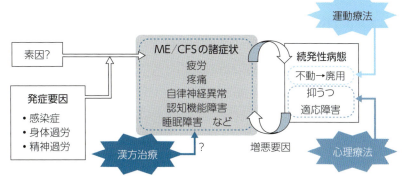

図1 ● ME/CFSの病態仮説と治療法

2) 治療プロトコールの概要

ME/CFSに対して確立した治療法はない。図1のようなME/CFSの病態仮説に基づき，本施設では漢方治療・心理療法・運動療法を中心とした集学的治療を行ってきた。

漢方治療では，西洋医学的な診断や患者の症状に対して画一的に漢方薬を投与するのではなく，患者の「証」に基づいた治療を行ったところ，約75％の患者で身体活動度の改善 [performance status (PS) 2以上の改善] が得られている[3]。

心理療法では，ME/CFSの診断後早期に臨床心理士によるインテーク面接を行い，患者の行動パターンや精神的苦痛・混乱の程度に基づき，心理療法が必要かどうか，必要であればどのような心理療法を選択するかを判断している[4]。

この治療プロトコールは漢方専門医と臨床心理士の介入を必要とするため，一般の外来での厳密な実施は困難を伴うが，本項ではこれらを専門としない医師が実施する上でのポイントにも言及する。

2 — 漢方治療

1) 漢方の導入にあたって

五千年の歴史を持つ漢方治療は様々な疾患・症状に対して有効であることが報告されており，特に多疾患が併存する患者，多愁訴・原因が特定できない症状を訴える患者，高齢者などに対して漢方薬を処方する医師が多くなりつつある。一方で，漢方理論は古典哲学的な考え方を中軸とし，主観的かつ抽象的であるため理解・把握しにくく，漢方を専門としない医師が臨床で応用する際には困難もある。さらに，漢方治療の臨床研究も少しずつ進んではいるが，現代医学から認め

られるエビデンスは少ない。

　本施設では2002年から現在に至るまでME/CFS患者に対して漢方治療を行い，日本疲労学会・日本東洋医学会においてME/CFS患者の「証」の特徴，舌診の応用，漢方治療の有用性などについて報告してきた[3]。

　ここでは，臨床報告・研究論文や自験例をふまえた漢方治療の実際を紹介するとともに，漢方を専門外とする医師がより適切な処方を選択できるように，随伴症状を手がかりとしたME/CFS患者に対する漢方薬選択の手引きを作成した。

2) 漢方治療のポイントは「証」である

　ME/CFS患者に対して，漢方理論に基づいた診察方法を用いて患者の情報を収集し，漢方理論に基づいた弁証方法に照らしながら漢方理論の病因・病態を統括している「証」を確立することがきわめて重要である（このような漢方診断の過程を「弁証」と言う）。患者の「証」に相応する漢方の方剤・生薬を選択して漢方治療を行う（このような漢方治療の過程を「論治」と言う）。「弁証論治」は漢方治療の基本である[3]。

　筆者らの外来を受診したME/CFS患者では，多様かつ多彩な「証」が観察された。そのうち，八綱弁証（表裏，寒熱，虚実，陰陽）において，表裏に関しては裏証が圧倒的に多かった[3]。ME/CFS診断基準では6カ月以上の病悩期間が前提とされており，この間に表証は消失したと考えられる。古典に記載のあるME/CFS類似の症状である虚労は，寒熱に関しては寒証，虚寒証が多いと記載されているが，ME/CFSではむしろ実熱，虚熱あるいは寒熱錯雑証が6割以上を占めていた[3]。さらに虚実に関しては，純粋な虚証の患者は2割未満で，大多数の患者は虚実錯雑証または実証であった。また，気血津液弁証の結果からも，ME/CFS患者に対して補剤を主とする治療を行うことは必ずしも妥当ではないことがわかる[3]。よくみられる「証」の代表方剤を表1に提示する。

　ME/CFS患者には，単純な「証」のみならず，表裏同病・寒熱挟雑・虚実錯雑，

表1 ● ME/CFSでよくみられる「証」の代表方剤

	主証	治則	主な処方
虚証群	気虚	補気	補中益気湯，六君子湯，八味地黄丸など
	気血両虚	気血双補	人参養栄湯，十全大補湯，帰脾湯，加味帰脾湯など
	血虚・瘀血	補血・活血	当帰芍薬散，四物湯など
実証群	肝鬱気滞	疏肝解鬱	加味逍遥散，柴胡加竜骨牡蠣湯など
	熱邪内鬱	清瀉内熱	調胃承気湯，柴胡清肝湯，清暑益気湯など
	半表半裏	和解少陽	小柴胡湯，柴胡桂枝湯など

気血同病など様々な病態が混在しており，病態は一様でない可能性が高い。そしてそれが個々の患者の病状の多様性につながっているとも考えられる。さらにME/CFS患者の「証」は経過中，治療効果，季節・環境により変化することが多いので，適切な漢方治療を行うために「証」に応じた処方の変更がきわめて重要であることを強調しておきたい[3]。

3) 漢方治療を専門としない医師のための漢方薬選択の手引き

前述の漢方治療は，漢方を専門としない医師が単独で行うことは困難である。漢方治療において対症療法という処方戦略は適切ではないが，主訴に加えて随伴症状を手がかりにすることで「弁証論治」に近い処方の選択が可能になると考える。そこで，漢方を専門としない医師のME/CFS診療の一助となることを期待し，ME/CFSでしばしば出現する随伴症状を手がかりにした漢方薬の処方例を提示する（表2）。

4) 漢方治療における注意点

①漢方薬の副作用に注意

多方剤を併用したり長期投与したりすることが多いため，漢方方剤・生薬で副作用の多いものについてよく理解した上で処方することが重要である。肝機能，腎機能，電解質異常の有無をチェックするため，定期的に血液検査を行わなければならない。また，併用方剤に含まれる生薬をチェックし，重複している生薬の量，併用できない生薬の有無などを確認する。下記に具体例を示す。

- 甘草：低カリウム血症に注意。1日2.5～3g以下にとどめる。芍薬甘草湯は1日量で甘草6g，甘麦大棗湯は1日量で甘草5gを含有
- 麻黄：エフェドリン含有。葛根湯類，薏苡仁湯など
- 附子：個人差はあるが不整脈・血圧低下・呼吸困難を起こす。1日1.0g以下，または修治加工されたものを使用する。アコニンサン，桂枝加朮附湯，牛車腎気丸，大防風湯など
- 黄芩：柴胡・インターフェロンの併用で間質性肺炎発症の例があった。柴胡湯類など
- 山梔子：含有方剤を10年以上続けて使用して腸間膜静脈硬化症の発症例があった。加味逍遥散，荊芥連翹湯など

②漢方薬の調節

漢方治療の初診段階では漢方処方を調節・変更することが多いため，頻回の通院が必要である。初診時はできるだけ2週間から1カ月間かけて処方された漢方薬が内服できたか否かを確認する。効果判定には2～3カ月間を要する。

表2 ● 疲労・倦怠に対する漢方薬の処方例

	随伴症状	漢方方剤
CDC 診断基準 にある	自己申告の短期記憶力障害・集中力障害	加味帰脾湯，半夏白朮天麻湯，補中益気湯，人参養栄湯，十全大補湯
	咽頭痛	小柴胡湯加桔梗石膏，また他の漢方処方＋桔梗湯あるいは桔梗石膏
	頸部または腋窩リンパ節の圧痛	柴胡桂枝湯，小柴胡湯，柴苓湯，竹茹温胆湯
	筋痛，発赤や腫脹を伴わない多関節痛	基本処方との併用が多い。芍薬甘草湯（痙攣性痛みに頓用が多い），桂枝加朮附湯（上肢の痛みに対して），腎気丸類（下肢の痛みに対して），五積散，薏苡仁湯，通導散（便秘があるとき），防已黄耆湯（浮腫があるとき），疎経活血湯，大防風湯，アコニンサン
	新たなパターンまたは新たな重症度の頭痛	基本処方との併用が多い。葛根湯加川芎辛夷，呉茱萸湯，川芎茶調散，五苓散
	熟睡感がない睡眠	加味帰脾湯，帰脾湯，柴胡加竜骨牡蠣湯，酸棗仁湯，抑肝散
CDC 診断基準 にない	めまい，浮遊感	半夏白朮天麻湯，五苓散，苓桂朮甘湯，清心蓮子飲，七物降下湯，天麻末調剤用
	排便異常	基本処方との併用が多い。下痢→補中益気湯，啓脾湯，真武湯 便秘→桂枝加芍薬大黄湯，調胃承気湯，潤腸湯，麻子仁丸
	気圧低下で悪化	六君子湯，二陳湯，五苓散，五積散，胃苓湯，九味檳榔湯
	皮膚症状	基本処方との併用が多い。荊芥連翹湯，柴胡清肝湯，温清飲，麻杏薏甘湯，越婢加朮湯，防風通聖散，ヨクイニン散（錠），桂枝茯苓丸加薏苡仁
	冷え，ほてり	冷え→建中湯類，真武湯，当帰四逆加呉茱萸湯，腎気丸類，桂枝加朮附湯など ほてり・のぼせ→柴胡加竜骨牡蠣湯，加味逍遥散，腸癰湯，桂枝茯苓丸
	微熱	柴胡桂枝湯，補中益気湯，参蘇飲，竹茹温胆湯，小柴胡湯加参蘇飲
	精神症状（不安，いらだち，動悸，異常感覚）	加味逍遥湯，四逆散，半夏厚朴湯，柴朴湯，甘麦大棗湯（頓用が多い），香蘇散

3 ── 心理療法

1）集学的治療における心理療法の位置づけ─現実場面の心理的要因に働きかけていく心理療法とは

ME/CFSは身体的要因のほか，心理的要因や社会的要因が複雑に関連し合って発症し，慢性化している病態と考えられている。このうち現実場面での心理的要因は，症状の発症よりも持続・遷延に関わるものである。具体的にこのような心理的要因に働きかける心理療法とは，主に症状を維持している認知・行動パターンや，症状に伴う生活の質（quality of life；QOL）の低下に働きかけていくもの

となる。しかし，単独では症状の改善にはつながらないことが多い。

このため，現実場面での心理的要因に働きかける心理療法は，漢方治療，西洋薬による治療，運動療法など，症状そのものに働きかける身体的治療を行っていることを前提として導入するものとなる。ここでは，本施設において，集学的治療の一環として行ってきた心理療法を紹介したい。本施設での心理療法の対象は自力で歩行できる外来患者であり，いずれもPS 7以下であった。

2) 集学的治療における心理療法の実際

①心理療法を受けなくともよい患者

心理療法は，すべてのME/CFS患者に有効なものではない。介入時点での生活環境において，自らの症状との付き合い方を体得・受容し，精神的にも落ちついている患者は，心理療法を受ける必要はないであろう。

一方，心理療法の効果が期待できる患者も，介入時点での主訴によって適切な介入法が異なる。以下に詳述する。

②一般的な心理療法の効果が期待できる患者

ME/CFSの発症によって，患者はこれまでの生活と異なる生活スタイルを築いていくことを余儀なくされる。このような中で，思うように体が動かなくなってしまったことへの苦痛，その苦しさがなかなか理解されない悔しさ，仕事，結婚，対人関係など，将来の生活への不安を訴えられる方も多い。CFS群，自己免疫性甲状腺疾患群，健常群を，不安や抑うつを含む様々な指標について比較した研究によると，CFS群は他の2群に比して不安や抑うつが高かった[5]。

介入時点での主訴が前述のような苦痛や悔しさ，不安などである患者に対しては，まずそのような気持ちの整理を促す一般的な心理療法を行うことが適切である場合が多い。実際に診察時，医師に現在の苦痛や不安を話す（言語化する）ことで気持ちが落ちついてくる患者もいる。本施設で，介入時点で将来への不安が強かったME/CFS患者に対して一般的な心理療法を行った例では，3回目の面談で「将来への不安はあるが，そればかり考えていても…」と語られるようになった。そして4回目の面談では「自分の中の（活動を疲労の）バランスの取り方を探っている」と語られ，主訴が不安から，自らの症状との付き合い方に変化してきていることがうかがわれた。

それでも，気持ちの落ちつきが得られなかった場合や，生育歴，これまでの家族関係などの影響も大きいと考えられる患者については，心療内科医や精神科医，臨床心理士などの専門家と連携を取っていくことが望ましい。

③認知行動療法の効果が期待できる患者

漢方治療や運動療法，あるいはそれらに加えて心理的サポート・一般的な心理

療法を行っていく過程で，患者の主訴が「本当はこうしたいのにできない」という，理想と現実のギャップになることがある。これは，患者が自らの症状との付き合い方を試行錯誤する過程で生じる訴えであり，このようなときに有効なのが認知行動療法（cognitive behavioral therapy；CBT）である。認知行動療法では，ME/CFS患者の症状そのものではなく，症状維持に関わる現在の認知・行動的特徴に働きかけていく。

それでは，症状維持に関わる現在の認知・行動的特徴とはどのようなものであろうか。たとえば，ME/CFS患者が「やらなくてはならないことがあるが，体の調子が悪く活動できていない」という状況に置かれたとする。これに対し，「もっとがんばらなくては」「周りの期待に応えたい」といった認知が活性化されると，「焦り」や「不安」「憂うつ」といった感情が生じる。それに基づいて「活動量を急激に増やす」といった行動を起こすと，一時的には満足感が得られるものの，その後「だるさ」といった身体的症状の悪化に結びつく。つまり，疲労感という症状を維持・悪化させているのは状況そのものではなく，「もっとがんばらなくては」「周りの期待に応えたい」といった認知なのである。この認知に伴う「焦り」「不安」といった感情が「活動量を急激に増やす」という行動を引き起こし，「だるさ」を悪化させるとも言える[4]。

④患者のタイプ別認知行動療法アプローチ

ME/CFS患者にはいくつかの認知・行動的特徴が確認されている。そして患者の特徴によって，適切な認知行動療法の技法を選択・実施することができる可能性がある[4]。

認知面：「周囲の期待に応えたい」など，周囲の期待を敏感に感じとり，それに基づいた行動をする患者（他者基準）がいる一方で，「物は決められた場所にあるべきである」など，他者でなく自分自身が設定した基準に基づいて行動する患者（自己基準）もいた。

行動面：「仕事を断らずにがんばる」といった過剰に活動してしまう患者（過活動）と，「動くと疲れるので寝るしかない」など，活動を回避する患者（活動回避）がいた。

認知・行動面：自己の疲労回復を妨害している認知・行動に気づきやすい患者（意識）と，あくまでも身体的な問題と認識し，自らの認知・行動を振り返ることが難しい患者（無意識）がいた。

これらのことから，ME/CFS患者の特徴は，認知的特徴（他者基準−自己基準），行動的特徴（過活動−活動回避），認知・行動意識化の程度（意識−無意識）という3次元の軸によってタイプわけできることが示唆された[4]。これらのタイ

プごとに，有効と思われる認知行動療法の介入技法を紹介したい。

「他者基準・自己基準－過活動－意識」タイプ：行動面に介入するホームワークとして，これまでとは違う行動パターン（他者に任せる，自分の楽しみの時間をつくるなど）を提案し，周りの反応や自分の気持ちの変化をみるという課題を課す。さらに，「他者基準」という認知的特徴を持つ患者には，「責任グラフ」で出来事に対する自己の責任を過大に見積もっていることを意識化してもらう。実際これらの介入を行った結果，患者より「精神的に楽になった」との報告を受けた。

「他者基準（・自己基準）－活動回避－意識」タイプ：行動への介入として活動するよう提案しても，それを実行するのは難しい。なぜなら，他者からの期待を敏感に感じとる一方で，動くと疲れてしまうのではないかという認知面での葛藤があり，これが活動回避につながっているからである。このことから，直接行動面に介入するよりも，まずは動くと疲れてしまうという認知面に介入するほうが有効であると考えられる。具体的方法として，「思考記録表」を用いて認知の偏りをともにチェックし，より現実に即した認知（疲れすぎない活動の維持は体力の向上につながるなど）ができるようサポートしていくことが望ましい。

「無意識」タイプ：認知的介入が難しいことから，行動面への介入として「活動記録表」を用いる。これは，1日の活動内容とそのときの疲労度を記録してもらうことにより，自らの活動と疲労度の関係を見直し，それをもとに，より疲労度が少なくなるよう1日の過ごし方を考えていくというものである。「無意識」の患者はこういったホームワークへの取り組みには熱心なことが多く，中にはホームワークや認知を意識化する練習を重ねることで，認知を意識化しはじめた患者もいた。

以上のように，ME/CFS患者は認知行動療法を通して，自らの認知的特徴・行動的特徴と身体的状態の関連について意識化していくことができる。それにより，症状に対して受け身になるだけでなく，自ら症状を統制し，主体的に関わっていくことができるのだという自己効力感を回復していくことができる。この自己効力感が，症状再発時のセルフコントロール，さらには再発予防にもつながっていく。

4── 運動療法

1）段階的運動療法

段階的運動療法（graded exercise therapy；GET）とは，疲労が生じないように負荷を調整しながら，目標に向けて少しずつ運動時間と強度を増やしていく

運動療法である。理学療法士など運動療法に長けた医療従事者による指導に基づいて行われることが推奨されている。

以下に，PACE trialでのマニュアルに基づいてGETの実際について説明する[6]。

セッション1〜3：週1回50分のセッション（1回目のみ90分）で運動療法の意義を説明し，治療の目標を立てる。ストレッチの指導とともに，関節可動域や筋力，運動機能（1分間での起立・着席回数，2分間の歩行距離など）について客観的な評価を行い，運動後の疲労感も考慮して運動療法におけるベースラインの運動量を患者と交渉しながら決定していく。

セッション4〜12：2週間ごと1回50分のセッションで，実際に日々行っている運動の状況を確認し，運動時間と運動量を決定していく。運動量はME/CFSの症状を悪化させずに週5〜6日実施できる程度から開始する。日々の運動量が過剰にならないように運動中の心拍数をモニターして，目標心拍数の上限を超えるようなら休憩を入れたり運動量を落としたりする。目標心拍数の設定方法は複数あるが，1つの方法として「（220−年齢）×0.6〜0.75」がある。運動療法の開始時には，目標心拍数は運動の強度を決めるためではなく過度の運動を予防するための目安として使用される。無理なく運動ができるようになれば，運動の強度は変えることなく，20％を超えない範囲で運動時間を徐々に延ばしていく（5分間の散歩であれば，次は6分間の散歩）。30分の運動時間を週5〜6日実施することができたら，運動量を増やしていく。心拍数を目安に10〜20％ずつ目標心拍数に到達するように運動量を徐々に増やしていく。疲労感が悪化した際でも，可能な限り運動を持続するように指導する。昼寝を避ける，過睡眠を避けるなどの睡眠についても指導を行う。

セッション13〜14：2週間ごと1回50分のセッションである。心拍数のモニタリングをしなくても適切に運動量を調節できるように，疲労感と心拍数との関係について評価する。患者が運動療法を自己管理できるように指導し，運動量を維持できるようにサポートしていく。

2) 運動療法の実際

前述のように，GETは専門職種による厳密な指導・管理に基づいて実施される治療法であり，通常の外来診療でそのまま厳密に実施することは困難である。一方で，運動回避あるいは労作後疲労による過度の安静は，廃用による筋力低下・自律神経機能の低下などを介してME/CFSの病状の増悪をもたらすために，運動についての適切な生活指導は治療の根幹をなすと考えられる。以下に，筆者らが行っている運動についての患者指導のポイントを述べる。

①運動療法の必要性と目的について共有する

　まず，患者の行動パターンと運動についての考え方を確認する。患者の中には，損なわれた筋力や体力を運動によって早く回復させようと考え，結果的に運動が過度となってしまい労作後疲労のために動けない日が続くことを繰り返している場合もある。

　特に治療初期における運動療法の目的は，廃用による筋力低下・自律神経機能の低下を予防することであり，労作後疲労をきたさない程度の運動を毎日続けるように指導することが重要である。

②生活のリズムを整える

　患者の生活パターンを確認すると，昼寝をして明け方まで覚醒し昼過ぎに起床するような日が頻繁にみられるなど生活リズムが乱れている場合が多い。疲労のためにやむをえない場合もあるが，可能な限り朝は決めた時間に起き食事は定刻に摂るようにするなど，生活のリズムを整えるように指導する。

③患者の病状に合わせた運動強度を指導する

　運動強度はそのときの生活レベルに若干の負荷を加える程度として，運動後の疲労感が出現せず毎日続けることができるように調整していくように指導する。臥床が続いている状況であれば坐位を保つだけでも意味がある。生活の中に取り入れやすいストレッチ，ラジオ・テレビ体操，散歩といった運動を選択することが多い。運動後の疲労感に応じて運動の強さと長さを調整するように指導する。短時間で疲れてしまうような強度の運動にするよりは，30分程度は続けられる強度の運動を選択するほうがよい。また，運動量を増やす場合も数カ月かけるなど緩徐なペースとする。生活のリズムを整えるためにも，できるだけ決まった時間に運動をするように指導する。買い物などの用事をこなすための外出は気分転換になるかもしれないが，慣れないうちは労作中・後の疲労が強く出てしまうことが多いので注意が必要である。

　外来診察時には，運動後の疲労が出てしまったとしても，本人の苦労に共感しつつ，適切な運動量を設定するために必要なプロセスだったと支持的・前向きに対応することが重要であると考える。

5 — 今後の課題

　本項では，まずME/CFS（疑い）患者を診るときには，治療法が確立している身体疾患，精神疾患を鑑別することの重要性を強調した。ついで，本施設で行っているME/CFSの集学的治療について説明した。これらの治療によって，ME/

CFS患者の身体活動度やQOLの改善が得られることは確認できているが，完全な社会復帰という高い目標には到達できない場合も多い。また，本施設でのME/CFS治療は外来治療に限られており，PS 8～9といった外来通院が困難なほどのME/CFS患者に対してこれらの治療がどの程度有効なのかは評価できていない。今後も有効な治療法の探索が必要である。

【関連用語解説】

- 弁証方法
    - 八網弁証：主に疾病の性質（陰陽・寒熱），部位（表・裏），正気（抵抗力・免疫力など）と邪気（病因など）が戦う状況（虚・実）および疾病の進退（病勢）を判断する弁証総綱。
    - 気血津液弁証：気・血・津液の生理および病理変化に基づいた弁証方法。
    - 臓腑弁証：五臓六腑の生理および病理変化に基づいた弁証方法。
- 責任グラフ：罪悪感などを引き起こした出来事に影響した要因を書きだし，各要因の責任の大きさに応じて円を分割するワーク。
- 思考記録表：感情や行動の背景にある考え方の癖（自動思考）を書きだし，その根拠や反証を考えることで，適応的な考え方を見つけていくワーク。
- 活動記録表：活動と気分・身体的状態の関連を客観的にとらえるためのワークで，曜日と時間ごとに区切られた表に，1日の活動とそのときの気分・身体的状態を数値化して記録していく。

●文献

1) 伴　信太郎, 他：慢性疲労患者に対する内科的治療. 治療. 2008；90(3)：489-94.
2) 伴　信太郎, 他：自覚症状. 日本臨牀. 2007；65(6)：1011-5.
3) 胡　暁晨, 他：慢性疲労症候群に対する漢方治療—初診時の証と治療経過および治療効果の関係—. 日本疲労学会誌. 2012；7(2)：49-53.
4) 藤江里衣子, 他：「慢性疲労症候群のための認知行動療法」プログラム開発. 日本疲労学会誌. 2012；7(2)：36-41.
5) Dickson A, et al：Neuropsychological functioning, illness perception, mood and quality of life in chronic fatigue syndrome, autoimmune thyroid disease and healthy participants. Psychol Med. 2009；39(9)：1567-76.
6) Bavinton J, et al：PACE Manual For Therapists. GRADED EXERCISE THERAPY FOR CFS/ME (2017年9月閲覧)
[http://www.wolfson.qmul.ac.uk/images/pdfs/5.get-therapist-manual.pdf]

9 心療内科的治療

吉原一文

1 — はじめに

　長期にわたる過労や睡眠不足やストレスは，交感神経活動の亢進や疲労を引き起こす。疲労は，身体症状として扱われることが多いが，不安・緊張，怒り・敵意，抑うつ，混乱などのネガティブな気分との関連が認められている[1]。特に心療内科を受診する筋痛性脳脊髄炎/慢性疲労症候群（ME/CFS）患者の多くは，発症や経過に心理・社会的な要因（心理社会的因子）が関係している。心理社会的因子が関係している場合には，心理社会的因子を含めて相互作用や多要因を考慮してME/CFSの病態を評価して，治療を行う必要がある。そのためには，患者の成育歴を含めた心理社会的背景を聴取して，症状に関わる複数の要因を探りながら，心身の病態を把握することが重要である。

　心療内科では，「どのような要因が症状に関わっているか」を主として治療者側が推論し，病態の仮説を立てたあとに，面接を通して病態仮説を検証しながら治療を行っている。そこで，本項ではME/CFS患者に対する心療内科的治療として，心理社会的な因子を含めた病態仮説および当科における治療について概説する。

2 — 症状の発症や持続・増悪に関連すると考えられる諸因子

　ME/CFS患者の病態を考える上で参考になる理論として，閾値論的仮説がある[2]（図1）。病気は一般的に，先天的要因（遺伝的要因などの準備因子）を基盤として，それに後天的要因（環境要因などの準備因子）が加わって，“疾患発症への準備状態”ができ，その状態ができあがったときに，さらに別の環境要因（誘発因子）が加わることで，あるレベル（発症レベルの閾値）を超えると発症してしまうと考えている。いったん発症した精神症状や身体症状は，様々な後天的要因に

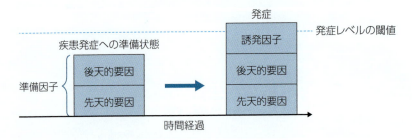

図1 ● 病気の閾値論的仮説

よって持続・増悪する。

以下に，疾患の発症と経過に関与する心理社会的因子を準備因子，誘発因子および持続・増悪因子にわけて詳細に述べる。

1）準備因子

　準備因子とは，それが加わればすぐに病気が引き起こされるわけではないが，その上に諸種の誘発因子が加われば容易に疾患が起こってくるような状態"あげ底状態"をつくりだす要因である。準備因子としての心理社会的因子には，「自己主張ができずに，我慢をしてしまう」といったように欲求や情動を意識的・無意識的に抑えた状態（抑圧），適切な言葉で感情を表現できないこと［アレキシサイミア（失感情症）：自分の感情を同定できにくい，表出できない］[3]，完璧主義[4]，人の期待に応えようと無理をしたり，必要以上にがんばり続けたりする状態（過労・過剰適応）[5]などがある。このようなパーソナリティの人は，難治例や遷延例になる可能性があり注意が必要である。これらのストレスを受ける側の要因にはパーソナリティ以外にも乱れた生活習慣やストレスに対する受け止め方，ストレスに対する対処行動などが挙げられる。

　そのほかに，準備因子としてトラウマも重要である。トラウマの種類としては身体的虐待，心理的虐待，ネグレクト（育児放棄など無視をすること）がある。これらのトラウマは，精神疾患だけではなくME/CFSや機能性消化管障害や片頭痛などの身体疾患のリスクファクターであることが報告され，トラウマと炎症との関連も指摘されている[6~8]。

2）誘発因子

　誘発因子とは，発症準備状態ができあがっている上に，さらに加わることによって疾患を顕在化させるような後天的因子である。過労や睡眠不足や心理社会的ストレスなどの身体的あるいは精神的に負荷がかかった状態では，感染症，手術，

交通事故などが誘発因子となることがある。実際に心療内科を受診するME/CFS患者の多くに感染が誘発因子となっていた[8]。しかし，発症準備状態が解消されれば，誘発因子があっても臨床症状が顕在化しなくなるという点に留意すると，必要以上に誘発因子にこだわらず，準備因子の解消に努めることが治療上大切になることがある。たとえば，感染症が治癒しても疲労などの症状が持続するため，必要以上に「感染症の影響があるのではないか」といったことにこだわらず，過労や睡眠不足や心理社会的ストレスの解消に努めることが治療上大切になることが多い。

3) 持続・増悪因子

持続・増悪因子とは，発症した疾患を持続または増悪させるように働く後天的因子である。このような心理社会的因子としては，家庭や職場・学校などに問題を抱えている場合が多い。対人関係が影響して症状が持続していることがあるため，注意深く問診する必要がある。

また，ME/CFSに罹患したことによって生じたストレスも持続・増悪因子となる。つまり，発症後の心身の症状のために生活の質（quality of life；QOL）が高度に障害され，仕事や家庭や学校で様々な問題が出現する。たとえば，休職により収入が減少することで経済的な問題が出現したり，家で横になっていることが多くなり，家族との関係が悪化したりすることがある。また，症状のために家族や職場に迷惑をかけていると思い，自分を責めたり，無理をして動いたりすることも症状の持続・増悪因子となる。実際にME/CFS患者は欲求不満場面において他責的ではなく，自責的になっている[9]。このように，ME/CFSに罹患することによって心理的苦痛，社会的・職業的機能障害が起こり，抑うつ気分や不安の症状が出現することがある。

3 —— 病態仮説を立てる必要性

心療内科では，前述のように症状の出現に関連する準備因子，誘発因子，持続・増悪因子を用いて病態仮説を考えて診療を行っている。心身医学的視点によるME/CFSの病態仮説を図2[10]に示す。心の状態と体の状態は相互に影響を及ぼしている心身相関だけではなく，先に述べた準備因子としての幼少期のトラウマを含む過去の出来事がパーソナリティや心や体の状態に影響を及ぼし，パーソナリティや対処行動も準備因子として現在の心の状態に影響を及ぼしている。

最近では，これらの関連性について構造方程式モデリングを用いた調査がいく

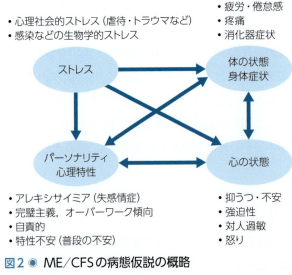

図2 ● ME/CFSの病態仮説の概略

(文献10をもとに作成)

つか報告されている．Jonesらは，ME/CFSと同じ機能的身体症候群に分類される機能性ディスペプシアの構造方程式モデリングを報告している[10]．この報告によると，機能性ディスペプシアの患者では，抑うつなどの心の状態が疲労や消化器症状などの身体症状に影響を及ぼし，逆に疲労や消化器症状などの身体症状が抑うつなどの心の状態に影響を及ぼすことだけでなく，虐待が疲労や消化器症状などの身体症状に影響を及ぼし，性格特性としてのアレキシサイミアや特性不安（普段の不安）が抑うつなどの心の状態に影響していることが報告されている．筆者らの研究結果でも，ME/CFS患者では，特性不安が抑うつ・強迫性・対人過敏などの心の状態に影響を与え，これらの心の状態は身体症状と相互に影響を与えることが示された（野口敬蔵ら，投稿準備中）．

そのため，臨床の場面で対人関係がうまくいっていない場合やパーソナリティに問題がある場合には，一般的な治療法では改善しないことが多い．このような難治例の症状を改善させるには，心身医学的視点を用いて幼少期からの対人関係や心理特性などの準備因子を含めた病態仮説を立てることが必要である．

4 ── 心療内科的治療（総論）

多くのME/CFS患者では，心身医学的視点で病態仮説を立てることで治療の標的となる心理社会的因子（心理社会的ストレス）が明らかとなる．これらの治療の標的となる心理社会的因子に応じた治療を行うことで，ME/CFS患者の

症状を改善させたり，寛解させたりすることが可能となる。このように，ME/CFS患者に対する心療内科的治療の特徴は，どのような心理社会的因子が病態に関与しているかを考慮して，身体的および心理的側面の両面について個々人に合った治療を行っている点である。

以下に，米国疾病対策センター（Centers for Disease Control and Prevention；CDC）やイギリスの国立医療技術評価機構（National Institute for Health and Clinical Excellence；NICE）などのガイドラインおよび最新の研究報告をもとにしたME/CFSに対する心療内科的治療について述べる。

1) 治療の導入

治療の導入にあたって，まず睡眠障害，乱れた食生活，過重労働，薬剤，喫煙，飲酒など疲労を引き起こす可能性のある因子の除去や軽減を行う。また，ME/CFSが何か重大な病気に進展してしまうのではないかといった不安を抱えている患者は少なくないため，そういった不安を軽減できるように医師から十分に説明をしておく必要がある。さらに，うつ病と同様に怠けているとか気合いが足りないなどとして周囲の理解が得られていないことが多いため，必要であれば本人の了承を得て，家族などにもME/CFSの病気について説明することを考慮する。周囲の人たちに理解してもらうだけでも患者の負担が軽減することが少なくない。

治療のゴールは，症状の消失や，以前のように働けること・活動できることとせずに，症状の軽減あるいは症状があってもある程度の労働や活動が可能となることなど，実現可能な目標に設定するほうが望ましい。現在の身体的な活動レベルの評価に基づき，治療目標を医師－患者間で話し合って決定することが重要である。

心理的な事柄を聴取されることに対して抵抗を持っている場合には，詳細な病歴を聴取しながら，患者のつらい状況を傾聴して受容・共感すること（支持的心理療法）で，患者との信頼関係を築いていく。症状の発症と経過を心身両面からみていくことにより，心身相関的な見方（心理的要因と身体的要因の関連性）の重要性に気づくことがあり，そうすることによって心療内科的治療への動機づけを行う。服薬を遵守しない患者に対しては，患者のこだわりや遵守しない理由を批判しないで傾聴し，患者の心情を理解した上で再度丁寧な説明を行うことが大切である。

2) 治療の概要

ME/CFS患者のそれぞれの状態や段階に応じて，非薬物療法（支持的心理療法，睡眠に対する生活指導，段階的運動療法，リラクセーション法，認知行動療法，

表1 ● 症状の程度別の治療

症状の程度	治療
軽度	疲労や不眠，集中力・記憶力の低下が認められ，知的活動や身体活動が減少したり，社会との関わりが減少したりしている場合 →ME/CFSに関する情報を提供し，睡眠に対する生活指導や睡眠薬などの薬物療法にて経過観察しながら，仕事や社会活動の段階的な回復を促す
中等度	軽度の症状に加え，知的活動や身体活動ができず，社会との関わりがほとんどない場合 →段階的運動療法やリラクセーション法を併用しながら，職場や社会活動への復帰のためのリハビリテーションを行う。また，症状を持続・増悪させている要因を探る (☞p77)
重度	軽度・中等度の症状に加え，うつや不安などの精神症状や引きこもりが認められる場合 →抗うつ薬などの薬物療法や認知行動療法などの心理療法を導入してみる。患者が置かれている環境がストレスフルなものである場合，事情が許すなら入院させ，心身両面でリラックスしやすい状態に置くことも考慮する。通院の場合には，可能な範囲で環境調整を行う

(文献11をもとに作成)

ヨガなど) と薬物療法 (睡眠薬，抗うつ薬など) を組み合わせて治療計画を立てる (表1)[11]。症状が改善・消失したら，段階的に服薬の漸減・中止を試みる。服薬を中止したあとに症状の再燃・悪化をみないことを確認できたら治療を終結する。

5 ── 非薬物療法 (各論)

　ME/CFSに対する非薬物療法として段階的運動療法や認知行動療法の有効性が数多く報告されている[12~17]。また，疲労に対するヨガの効果も報告されている。ME/CFSに対する長期間の休養は，重症あるいは抑うつの合併が認められない場合には避けたほうが望ましい。

1) 睡眠に対する生活指導

　ME/CFS患者で問題となってくる症状は，活動量の減少以外は睡眠障害が挙げられる。これまでにも，ME/CFS患者群において睡眠効率の低下，入眠潜時の延長，夜間の覚醒時間の増加，総睡眠時間の増加，概日リズム睡眠障害 (社会生活において要求される通常の時間に寝起きすることができない睡眠障害) といった睡眠障害が数多く報告されてきた。しかし，就寝と覚醒のリズムを整えるだけでも，疲労感・倦怠感，理解力・集中力の低下，頭痛，関節痛といった症状の軽減がみられることがある。また，日中の適度な運動は深睡眠を増加させたり，入眠を促進したりするため，ME/CFSの患者群においても就寝の4時間以上前までの軽い運動やストレッチを行うことにより，睡眠の改善が得られる場合もあ

る。このため，睡眠障害が認められるME/CFS患者には，睡眠導入薬の使用前に次のような睡眠時の指導を行ってみる。

- 就寝と覚醒のリズムを整える
- 日中に適度な運動を行う
- 起床後に日光あるいは強い光に当たるようにする
- 夕方以降のカフェインの摂取や飲酒・喫煙をできるだけ避ける
- 睡眠前に自律訓練法などのリラクセーション法を試してみる
- 枕などの寝具を工夫して，眠りに快適な状態が保てるようにする
- 可能であれば，寝室を寝る場所としての目的以外に使用せず，暗くて静かな場所となるようにする

2) 段階的運動療法

　重症でない場合に段階的運動療法は有効と言われているが，治療を自己中断する割合が他の治療法と比較して多いため，注意が必要である。ただ単に「トレーニングジムに行って運動して下さい」といった構造化されていない運動プログラムを提案したり，「散歩をするようにしてみて下さい」と指示して，その後の様子をモニタリングしなかったりすると，かえって症状を悪化させてしまうことがある。現在の日常の活動レベルを評価したあと，個々人に合わせて活動レベルの強度や時間，回数などを調整して，徐々に増加させる運動プログラムを提案することが大切である。

　段階的に運動量を増加させるためには，1日の活動量を徐々に増やしていく必要がある。無理のない範囲で活動レベルと活動時間を徐々に増やしていくようにサポートする。症状が安定するまでは日常生活の基本活動に限定する。その後，数日間は2～3分のストレッチや散歩といった短時間でできる軽い運動を加えてみる。それが可能であれば，週に1～5分ずつ活動時間を増やしてみる。症状が増悪した場合や翌日以降も疲労の増悪が持続する場合には，その手前の活動時間まで戻り，無理のない範囲にとどめておくように指示する。また，これらの活動は1日数回にわけて行う。

　徐々に活動量を増やして症状が増悪した場合には，表2[11]のように増悪の程度や頻度，持続時間が減少するように効果的な対処を行う必要がある。また，睡眠障害やストレス，感染などで症状が増悪することがあるため，その場合にはこれらの原因に従って対応していく。

3) 認知行動療法などの心理療法

　心理療法を通して内面に抑えてきた不満や陰性感情を表現させ，それに共感

表2 ● 段階的運動療法中に症状が増悪したときの対処法

増悪の程度が軽度あるいは中等度の場合	・リラクセーション法を用いる ・日常の活動を続けながら，活動レベルを少し減らしてみる ・休息を入れることで，活動のペースを調整する ・休息時間や休息の頻度を増やしてみる ・家族や友人と話してみる ・嫌な感情を長く引きずらないように気をつける ・それぞれの症状に応じた対処法を行う
増悪の程度が高度の場合	・運動プログラムを再検討する ・ある程度活動量を減らしてみる ・休息期間を持ったり，リラクセーション法を活用したりする ・休息時間や休息の頻度を増やしてみる
症状増悪が回復したあと	・現在の活動レベルや治療プログラムを再検討する ・再び活動量を徐々に増やしてみる ・休息時間や休息の頻度をゆっくり減らしてみる ・状態が良くなったあともリラクセーション法を続けてみる

（文献11をもとに作成）

的な理解を示して内的緊張の解放を図ることがある。また，症状が出現しやすい外的要因と，そのときの自分の思考や行動のパターンに焦点を当てることによって，そのパターンを客観視することができる。そのことを通して，これまでの自分の思考や行動が必ずしも適切でないことの気づきが得られることが多い。この段階から認知行動療法や交流分析を用いると効果的である。認知行動療法の詳細については他項(☞8)において概説されるため，本項では省略する。

交流分析は，精神分析に基礎を置く力動的視点を持ち，観察できる行動に焦点を当て，「人と人との交流」を分析の対象とする心理療法である。家族との関係が病態に関わると考えられる場合には，家族面接を行う場合がある。

上記以外の心理療法として，内観療法を行う場合がある。内観療法は，内観三項目（お世話になったこと，お返ししたこと，迷惑をかけたこと）に沿って内省し，これまでの「自己本位の生き方」や「愛されて生きてきた事実」を自ら気づき，人に対する安心感や基本的信頼感を再認識することで，内面的成長が促されると言われている。

これらの心理療法導入後は，症状の出現・増悪に関連していた思考や行動のパターンをより適切なものに修正していくか，より適切な新しい適応行動を習得できるように治療者がサポートする。このときに適応行動をうまく習得できるようになると，物事を客観的・多面的にみることができるようになったり，自責的あるいは他罰的な思考から自己受容的あるいは他者受容的な思考に変化したり，適度に自己主張ができるように変化することが多い。

4) リラクセーション法

リラクセーション法として，自律訓練法を習得させることがある。リラックスした状態では，手足が重たく感じたり，温かく感じたりするため，逆に「両手両足が重たい」「両手両足が温かい」といった言葉を心の中で繰り返すことで，心身をリラックスした状態に導くことができる。この方法を用いたリラクセーション法が自律訓練法である。心の中で繰り返す言葉として，背景公式「気持ちが落ちついている」，第一公式「両手両足が重たい」，第二公式「両手両足が温かい」などがある。自律訓練法には，緊張・不安の軽減，疲労の回復，集中力の向上，衝動的な行動の減少，身体の痛みや精神的苦痛の緩和などの効果があると言われている。

5) ヨガなどの代替療法

ME/CFSに対するヨガの有効性についての科学的根拠があるため，必要に応じてヨガを併用する。詳細については他項（☞ 14）において記載されているため，本項では省略する。

6 —— 薬物療法（各論）

他の疾患と比較してME/CFS患者群におけるプラセボの有効性が低いことを念頭に置いて，下記の薬物療法を試してみる。

1) 抗うつ薬，抗不安薬，睡眠薬

抑うつはME/CFSの患者の半数近くに合併すると言われている。このため，プライマリ・ケアにおいても，Zungの自己評価式抑うつ性尺度（self-rating depression scale；SDS）や米国国立精神保健研究所の疫学的抑うつ尺度（center for epidemiologic studies depression scale；CES-D）などの質問紙を用いて，抑うつのスクリーニングを行うことが重要である。抗うつ薬の内服により，抑うつ気分だけでなく睡眠障害や疼痛の改善が認められることもあり，倦怠感や疲労感の改善が認められる場合も少なくない。

抑うつが認められる場合には，まず選択的セロトニン再取り込み阻害薬（selective serotonin reuptake inhibitor；SSRI）やセロトニン・ノルアドレナリン再取り込み阻害薬（serotonin and noradrenaline reuptake inhibitor；SNRI）の投与を試みる。少用量でも効果が認められることがある。最大用量まで増加させても効果が認められない場合には，三環系抗うつ薬の使用を考慮する。

また，不安が強い場合には，短期間の抗不安薬の併用により様々な症状が軽減する場合が多い。さらに，睡眠障害が認められる場合には睡眠薬の使用を考慮する。ただし，睡眠薬単独ではなく，前述した非薬物療法との併用が効果的である。

また，これらの薬物療法を行うことによって身体症状が軽減・消失し，再発しにくくなることを体験するため，治療意欲が高まることが多い。

2) 漢方薬，ビタミン剤などのサプリメント

漢方薬やビタミン剤はME/CFSに対して数多く用いられている。わが国では，ME/CFS患者の一部において補中益気湯などの漢方薬や，ビタミンCの大量投与，ビタミンB_{12}の投与により，種々の症状が改善した報告があるため，いくつかの施設において使用されている。

3) その他

ME/CFS患者の多くは頭痛や筋肉痛などの疼痛を伴っている。疼痛に関しては，一般的な非ステロイド性抗炎症薬（non-steroidal anti-inflammatory drugs；NSAIDs）などを適宜用いる。麻薬性鎮痛薬は依存性などのリスクがあるため，使用は避けたほうが望ましい。

7 — おわりに

ストレスによって心や身体の状態は変化し，神経系・免疫系・内分泌系の調節異常が持続しているために疼痛，発熱，消化器症状といった身体症状や精神症状が出現すると考えられる。心身医学的視点でこれらの病態に関連する要因を推定することによって，個々の病態に応じた治療法を考えることができる。特に，一般的な治療法では改善せず，症状が持続している場合は，パーソナリティや対人関係が影響を与えている可能性を考慮する必要がある。このように，心療内科的視点でME/CFS患者の病態仮説を立て，より効果的な治療法や予防法を探っていくことは，ME/CFSの発症を軽減あるいは防止する意味でも重要である。

●文献

1) 久保千春，他：疲労感と心理状態との関連について．慢性疲労症候群の病因病態の解明と画期的診断・治療法の開発．厚生労働科学研究費補助金 障害者対策総合研究開発事業（神経・筋疾患分野）．平成26年度総合研究報告書．2015, p44-7.

2) 久保千春：心身症. TEXT精神医学 第4版. 南山堂, 2012. p304-18.

3) Friedberg F, et al:Alexithymia in chronic fatigue syndrome:associations with momentary, recall, and retrospective measures of somatic complaints and emotions. Psychosom Med. 2007;69(1):54-60.

4) Kempke S, et al:Unraveling the role of perfectionism in chronic fatigue syndrome:is there a distinction between adaptive and maladaptive perfectionism? Psychiatry Res. 2011;186(2-3):373-7.

5) Van Houdenhove B, et al:Does high 'action-proneness' make people more vulnerable to chronic fatigue syndrome? A controlled psychometric study. J Psychosom Res. 1995;39(5):633-40.

6) Heim C, et al:Early adverse experience and risk for chronic fatigue syndrome:results from a population-based study. Arch Gen Psychiatry. 2006;63(11):1258-66.

7) Dietert RR, et al:Possible role for early-life immune insult including developmental immunotoxicity in chronic fatigue syndrome (CFS) or myalgic encephalomyelitis (ME). Toxicology. 2008;247(1):61-72.

8) Drossman DA, et al:Sexual and physical abuse in women with functional or organic gastrointestinal disorders. Ann Intern Med. 1990;113(11):828-33.

9) 吉原一文：慢性疲労症候群患者における心理生理指標および治療法のプロファイル. 慢性疲労候群に対する治療法の開発と治療ガイドラインの作成. 厚生労働科学研究費補助金 障害者対策総合研究開発事業（神経・筋疾患分野）.平成27年度総合研究報告書. 2016, p5-6 .

10) Jones MP, et al:A multidimensional model of psychobiological interactions in functional dyspepsia:a structural equation modelling approach. Gut. 2013; 62(11):1573-80.

11) 吉原一文, 他：慢性疲労症候群の治療法の進歩 内科的治療. 日本臨牀. 2007;65(6):1077-81.

12) Wearden AJ, et al:Randomised, double-blind, placebo-controlled treatment trial of fluoxetine and graded exercise for chronic fatigue syndrome. Br J Psychiatry. 1998;172:485-90.

13) Powell P, et al:Patient education to encourage graded exercise in chronic fatigue syndrome. 2-year follow-up of randomised controlled trial. Br J Psychiatry. 2004;184:142-6.

14) Wallman KE, et al:Randomised controlled trial of graded exercise in chronic fatigue syndrome. Med J Aust. 2004;180(9):444-8.

15) Deale A, et al:Long-term outcome of cognitive behavior therapy versus relaxation therapy for chronic fatigue syndrome:a 5-year follow-up study. Am J Psychiatry. 2001;158(12):2038-42.

16) Prins JB, et al:Cognitive behaviour therapy for chronic fatigue syndrome:a multicentre randomised controlled trial. Lancet. 2001;357(9259):841-7.

17) Stulemeijer M, et al:Cognitive behaviour therapy for adolescents with chronic fatigue syndrome:randomised controlled trial. BMJ. 2005;330(7481):14.

10

ME/CFS と線維筋痛症 (FM)

松本美富士

1 — ME/CFS と FM の共通性

筋痛性脳脊髄炎/慢性疲労症候群（ME/CFS）では労作性の激しい疲労・倦怠感が中心症状であるが，そのほか多彩な身体，精神・神経症状を随伴症状とする。その中で，筋痛・関節痛などの筋骨格系症状を比較的高い頻度で伴うことから，ME/CFS の診断にあたってしばしば誤診され，鑑別すべき重要疾患としてリウマチ性疾患[*1]が挙げられる。ME/CFS と密接に関連するリウマチ性疾患としてシェーグレン症候群（Sjögren's syndrome；SS），脊椎関節炎（spondyloarthritis；SpA）と線維筋痛症（fibromyalgia；FM）がある。

FM も ME/CFS と同様に労作性の激しい疲労・倦怠感が高い頻度で出現し，しかも両疾患は相互に高い頻度で併存することが古くから知られている。これら両疾患の臨床病態の共通性，類似性，ケアを含めた治療の共通性から，機能性身体症候群（functional somatic syndrome；FSS）としてまとめようとする病態概念[1]，あるいは最近の脳画像解析の進歩を背景に，脳内神経炎症（neuroinflammation）による病態であることが示されている[2]。そこで，FM を ME/CFS との関連で解説する。

2 — FM の疾患概念

FM は，身体の広範な部位の筋骨格系における慢性の疼痛とこわばりを主症状とし，解剖学的に明確な部位に圧痛を認める以外，他覚的並びに一般的臨床検

---

*1：リウマチ性疾患：筋骨格系の痛みとこわばりを主徴候とする疾患の総称。関節リウマチ，全身性エリテマトーデス，強皮症，多発性筋炎，痛風，脊椎関節炎，シェーグレン症候群など多数の疾患からなる。

査所見に異常がなく，治療抵抗性であり，疲労感，睡眠障害や抑うつ気分など多彩な身体および精神・神経症状を伴い，中年以降の女性に好発する原因不明のリウマチ性疾患である[1]。FMの疼痛は侵害受容性の痛みではなく，神経障害性疼痛ないし中枢性疼痛とされており，いわゆる疼痛の中枢性感作が成立し，中枢性感作症候群（central sensitization syndrome；CSS）のひとつである。最近の病因・病態に関する研究の進歩を背景に，FMと類似病態であり，相互にしばしば併存するME/CFSと同様にミクログリア活性化による脳内神経炎症（neuroinflammation）が重要な病態であることが示されている[2]。

　また，FMは新興疾患ではなく，古くから同様の病態は知られており，様々な名称で呼ばれていたが，1990年米国リウマチ学会（American College of Rheumatology；ACR）による疾患概念の定義，分類基準が提案され，FMあるいは線維筋痛症候群（fibromyalgia syndrome；FMS）が一般的となった[3]。

3 ── FMの疫学

　FMの有病率は，米国の一般人口の2％（女性3.4％，男性0.5％），プライマリ・ケアでは1.9〜3.7％，リウマチ専門外来では20％（3〜20％）を占めるとされている[3]。一方，わが国の有病率は，厚生労働省研究班（2005年）の住民調査では人口比1.7％（大都市部2.2％，地方部1.2％）と推計され[4, 5]，数万人を対象としたインターネット調査（2011年）[6]でも20歳以上の有病率は2.1％と，欧米とほぼ同様である。性差は女性優位であり，わが国の症例では男1：女4.8（欧米では1：8〜9）である。発症年齢は小児期発症例もあるが，43.8±16.3（11〜77）歳と推計されている[5]。遺伝性については，家族集積性の報告があるが，human lymphocyte antigen（HLA）などの解析から直接的な遺伝性はない。一方，ME/CFSについては厚生労働省研究班により1999年と2012年に同一地域での住民調査が行われ，わが国でのME/CFS有病率は0.1〜0.3％と推計されている[6]。

　上記の有病率を背景に，ME/CFSとFMとの併存に関して国内外からいくつかの報告がある。これらの成績をもとにメタ解析を行うと，ME/CFSのFM併存率は55.4±23.9（95％信頼区間82.1，28.7）％であり，ME/CFS患者がFMを併存するオッズ比は一般集団に対して37.6（95％信頼区間33.0，42.8）である。同様に，メタ解析によるFM患者のME/CFS併存率は20.7±13.2（95％信頼区間97.8，17.8）％であり，FM患者がME/CFSを併存するオッズ比は一般集団に対して11.7（95％信頼区間10.4，13.1）である。ME/CFSとFMは

相互に高い頻度で併存するが，FM患者よりME/CFS患者のほうがより併存しやすいことが推測できる。

4 ── FMの病因・病態

1）病因

　FMの病因は不明であるが，これまでの検討[7]では，罹患筋肉における超微形態学的・生化学的異常，多彩な精神・神経症状の存在から精神医学的アプローチ，視床下部－下垂体－副腎系（hypothalamic-pituitary-adrenocortical；HPA）などの神経内分泌系の異常，髄液中の神経伝達物質，セロトニン・サブスタンスP・内因性モルヒネ様物質・神経成長因子（nerve growth factor；NGF）の異常，さらに外傷・手術・その他の身体的・精神的ストレスによる知覚神経（c線維）系の異常，単一光子放射断層撮影（single-photon emission computed tomography；SPECT）・機能的MR画像解析・PET-CT[*2]などによる脳画像解析で疼痛情報伝達系・疼痛知覚感覚野などの機能異常がヒト，動物モデルで確認されつつある。免疫系の異常として，natural killer（NK）細胞活性の低下，サイトカイン異常などが示されている。

　最近注目されている病因は，FMの疼痛は神経障害性疼痛，中枢性疼痛，疼痛の中枢性感作の成立であり，FMを中枢性感作症候群（CSS）[8]としてとらえるものである。すなわち，疼痛の上行伝達系の過剰興奮と疼痛の下行抑制系の機能低下などの疼痛伝達経路の機能障害によって，疼痛過敏やアロディニア[*3]が成立しているとするものである。^{18}FDG（^{18}Fluoro deoxyglucose）-PETによる脳画像解析で，健常者に比して，FM患者では上前頭回，中前頭回，下前頭回，島，角回，前帯状回，中心上回での機能障害の存在が示唆されており，FMの疼痛を含む多彩な症状の責任病巣であることを推測させるものである[9]。

　さらに，中枢神経系における疼痛過敏形成のメカニズムとして，ミクログリアの局所での集簇と活性化が疼痛や慢性疲労などと関連した部位にみられ，いわゆる脳内神経炎症が重要な役割を果たしていることが明らかにされつつある。FM/CFSの動物モデルにおいて，水浸負荷による慢性ストレスやレセルピンなどの薬物負荷によりアロディニア，疼痛過敏や行動異常がみられ，疼痛の疼痛情報伝達経路である脊髄後角に症状の強度と関連してミクログリアの集簇と活性化がみられるとの報告がある[10, 11]。

　一方，FM併存ME/CFS患者において，活性化ミクログリアの特異的リガンド（^{11}C-PK-11195）をトレーサーとしたPET-CT画像解析で，疼痛と視床，

認知症状と扁桃体，抑うつ気分と海馬でのトレーサーの取り込みの強さが相関している[2]。すなわち，FM/CFSの臨床症状は，視床を含めた大脳辺縁系の神経炎症[*4]で説明できる可能性を強く示すものである。

また，FM患者の一部に抗電位依存性カリウムチャネル複合体抗体〔抗voltage-gated potassium channel（VGKC）複合体抗体[*5]〕の自己抗体が検出されること，この抗VGKC複合体抗体と慢性疼痛との密接な関連が示され[12]，FMの臨床的バイオマーカーの可能性を含め，今後の研究の進展が待たれる。

さらに，ビタミンD（Vitamin D）と疼痛の関連が知られており，FMを含む慢性疼痛患者に血清中VDの低下がみられ，VDの補充療法でFMを含めた慢性疼痛の軽減の報告もある[13]。

2）病態

一方わが国では，子宮頸がん予防ワクチン〔human papillomavirus（HPV）ワクチン〕によって，注射部位以外の身体の広範囲な部位に慢性の疼痛，疲労・倦怠感，脱力・筋力低下，認知症状，不随運動，しびれ感，ナルコレプシー様の意識障害など多彩な症状が重層的に出現する。ワクチン接種後のこのような症状の出現はこれまでに報告がなく，接種後に特徴的であることから，HPVワクチン関連神経免疫異常症候群（human palliomavirus vaccination associated with neuroimmunopathic syndrome；HANS）の概念が提唱された[14]。この病態の責任病巣は延髄，視床下部から中脳・橋・大脳辺縁系であり，時間的・空間的に病巣が拡大し，多彩な神経・精神症状が重層的に出現する。まさに，HANSはFMあるいはME/CFSの "experiment of nature" 的な病態の可能性がある。このような病態はShoenfeldら[15]が提唱するアジュバント誘発自己免疫・自己炎症症候群（autoimmune/inflammatory syndrome induced by adjuvants；ASIA）と類似病態である。すなわち，ワクチンに含まれるアジュバントそのもの，ワクチン抗原，一部夾雑物がアジュバント活性を有する場合に

＊2：PET-CT：positron emission tomography（陽電子放出断層撮影法）とCT検査を組み合わせたもので，ポジトロンCTとも呼ばれる。

＊3：アロディニア（allodynia）：異痛症とも言われ，痛覚刺激以外の知覚により痛みが惹起される現象であり，痛みの感作が成立していることを示す。

＊4：神経炎症：中枢神経系の常在性マクロファージであり，免疫担当細胞のひとつであるミクログリアの活性化によりTNFα，IL-1β，IL-6などの炎症性サイトカインを産生し，神経系の免疫介在性の炎症が惹起される現象である。

＊5：抗VGKC複合体抗体：電位依存性Kチャネル（voltage-gated potassium channel；VGKC）複合体に対する自己抗体であり，Isaacs症候群などのニューロミオトニアや自己免疫性脳炎の一部などで陽性となり，最近では慢性疼痛との関連も注目されている。

発症する病態だからである。前述のneuroinflammationとの関連で解析が必要であろう。

5── 線維筋痛症併存慢性疲労症候群の臨床像

わが国におけるFM症例の臨床病像は欧米症例と明らかな違いはなく，慢性の広範囲の身体の痛みと強い疲労・倦怠感，起床時のリフレッシュ感の欠如と認知症状を主要症状とし，そのほかに多彩な身体，精神・神経症状を種々の頻度で随伴している(表1)[16]。しかしながら，FMとME/CFSの併存例は一般に単独例に比して重症であり，治療抵抗性が多いとされている。

FMにME/CFSが併存した場合，自験例の検討では厚生労働省ME/CFS基準(2013年)の項目のうち，FM単独例に比して疲労度が強く，社会生活の休養日数が長く，全例が著しく日常生活を損なっており，微熱・咽頭痛・リンパ節腫大・筋痛ないし不快感の出現頻度が高く，ほぼ全例が頭痛を持っている。

一方，ME/CFS症例にFMが併存した場合，倉恒らの検討では，ME/CFS単独例に比して身体の痛みの範囲が広く，疲労度が強く，握力が低く，認知症状・頭痛・羞明・咽頭痛・リンパ節腫大・不眠・めまい・瘙痒感・口腔乾燥・眼の乾燥感・耳鳴・胸焼け・心窩部痛・皮疹の出現の程度がいずれも強いとされている[17]。

6── FMの診断基準

FMもME/CFSと同様に臨床的バイオマーカーがないことから，診断には症状もしくは臨床所見の組み合わせである操作的基準にならざるをえない。そのため，両疾患がともすれば心療内科あるいは精神科的疾患として扱われてしまう危険性があり，身体科の臨床医にとって避けたい疾患・病態となっていることは否めない。

FMの分類基準(表2)[3]としてACRの基準が国際的に用いられており，身体の広範囲な慢性(3カ月以上)疼痛に加えて，解剖学的に定義化された身体の部位18箇所のうち11箇所以上に圧痛点を確認する(図1)。この基準は簡便であるが，感度(88.4%)，特異度(81.1%)とも優れており，日本人を対象にした検討でも有用性が検証されている。この基準については作成当初から多くの議論があった。そこで，2010年ACRから20年ぶりにFMの診断予備基準(2010年基準)が提案された(図2)[18]。2010年基準で重要なことは，分類基準(1990年)

表1 ● わが国における線維筋痛症の臨床像 (厚生労働省調査研究班)

(%)

疼痛	全身痛	91.7		**神経症状**	頭重感・頭痛	72.1
	関節痛	82.0			しびれ	64.8
	筋肉痛	70.9			めまい	44.6
	他の軟部組織	47.2			浮遊感	25.4
膠原病様症状	こわばり	63.7			羞明	15.0
	乾燥症状	49.3			手根管症候群	5.5
	手の腫脹	23.8		**精神症状**	睡眠障害	73.1
	口内炎	22.4			不安感	64.3
	発熱	17.6			抑うつ	60.5
	皮膚瘙痒	17.5			焦燥感	41.1
	レイノー現象	12.9			集中力低下	38.7
	手指の過伸展	11.0			健忘	18.5
	皮疹	10.9			睡眠時無呼吸	7.8
	光線過敏	9.8			意識障害	2.0
身体症状	疲労	90.9		**頭重感・頭痛**	頭痛	66.2
	腹部症状	44.2			筋緊張性頭痛	37
	便通異常	43.1			血管性頭痛	6
	身体の冷感	32.5			片頭痛	57
	動悸	30.1			頭重感	33.8
	身体のほてり	26.8		**全身痛**	右上半身	89.8
	呼吸苦	24.3			左上半身	81.9
	体重の変動	23.7			右下半身	91.4
	いびき	19.1			左下半身	79.1
	アレルギー症状	17.1			体軸部	59.7
	膀胱炎症状：			**関節痛**	膝	64.4
	頻尿	15.0			肩	63.5
	残尿感	15.0			肘	49.5
	排尿痛	10.3			手指	45.2
	咳嗽	16.3			手	44.7
	嚥下痛	12.2			足	44.2
	嗄声	11.0			股	29.8
	生理痛	13.4			足趾	19.7
	月経困難症	22.3			胸鎖	19.2
					顎	16.3

(文献4より引用)

ではなく，診断基準であり，疼痛以外の線維筋痛症に特徴的臨床徴候を積極的に取り入れており，プライマリ・ケア医をも対象として作成され，疾患重症度を徴候重症度 (symptom severity；SS) で評価することを提唱し，経時的に使用できる点である。2010年基準は以下の3項目からなり，すべてを満たす場合にFMと診断できるとするものである。

　①定義化された慢性疼痛の広がり〔疼痛拡大指数 (widespread pain index；WPI)〕が一定以上あり，かつ臨床徴候重症度 (SS) スコアが一定以上ある

　②臨床徴候が診断時と同じレベルで3カ月間は持続する

表2 ● 線維筋痛症の米国リウマチ学会分類基準（1990年）

1. 広範囲にわたる疼痛の病歴 　　定義：広範囲とは右・左半身，上・下半身，体軸部（頸椎，前胸部，胸椎，腰椎） 2. 指を用いた触診により，18箇所の圧痛点のうち11箇所以上に疼痛を認める。 　　定義：両側後頭部・頸椎下方部・僧帽筋上縁部・棘上筋・第2肋骨・肘外側上顆・臀部・大転子部・膝関節部
指を用いた触診は4kgの圧力で実施（術者の爪が白くなる程度） 圧痛点の判定：疼痛の自覚でなく，患者自身が疼痛の表現（言葉，態度）
判定：広範囲な疼痛が3カ月以上持続し，上記の両基準を満たす場合，第二の疾患が存在してもよい。

＊日本人症例の検証：感度75.9％，特異度97.4％，精度86.9％（症例：123例，対照：147例）

（文献3より引用）

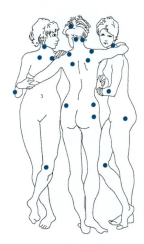

- 後頭部（後頭下筋腱付着部）
- 下部頸椎（C5〜7頸椎間前方）
- 僧帽筋（上縁中央部）
- 棘上筋（起始部で肩甲骨棘部の上）
- 第2肋骨（肋軟骨接合部）
- 肘外側上顆（上顆2cm遠位）
- 臀部（4半上外側部）
- 大転子（転子突起後部）
- 膝（上方内側脂肪堆積部）

図1 ● 線維筋痛症の米国リウマチ学会分類基準の圧痛点（1990年）

（文献3より引用）

③慢性疼痛を説明できる他の疾患がない

　WPIは19箇所（WPI：0〜19），SSの評価は疲労感，起床時不快感，認知症状の有無であり，各項目について程度により0〜3でスコア化されている。また，そのほかの徴候には多彩な身体症候，精神・神経症状41項目がリストされ，保有数によりスコア化（0〜3）されており，これらを組み合わせて規定された基準を満たせばFMと診断される。2010年基準は分類基準（1990年）にとって代わるものではなく，各項目は医師による問診などの診察所見として評価すべきであり，患者自身が質問票的に使用して診断すべきものではない。さらに，わが国の症例における有用性が十分に検証されていない。

　一方，2010年基準をさらに簡略化した改定基準が提案された（2011年基準）[19]。線維筋痛症に重要な自覚症状として，慢性疼痛の拡大度，疼痛以外の自覚症状として疲労感，起床時不快感，認知症状，あるいは頭痛，うつ症状，下

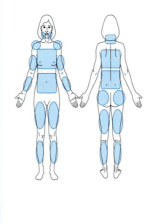

図2 ● 線維筋痛症の米国リウマチ学会診断予備基準（2010年）　　　　　　（文献18より作成）

　腹部痛または下腹部クランプを取り入れ，合計31点となる。このスコアが13/31以上の場合はFMと診断できるとし，スコア値（0〜31）がFMらしさ（fibromyalgieness）をあらわしている（図3）。西岡らはこれをFAS31（スコアが0〜31に分布）とし，疾患重症度スコアとしての臨床的意義を提唱している[16]。

　さらに，2011年基準の問題点を改定したものが提案（2016年基準：図4）されている[20]。これら基準のうち，ACR基準は1990年基準と2010年基準であり，2011年基準と2016年基準は研究者個人の提案でありACR基準ではないことに留意すべきである。

7 — FMの治療と予後

　治療はFMが原因不明のため特異的治療法はないが，これまで数多くの薬物療法，非薬物療法が試みられてきた。原則として不必要な治療をできるだけ排除し，患者・家族にFMを認識・受容してもらい，睡眠の調整，適正な有酸素運動を行い，支援することである。薬物療法は抗うつ薬，抗痙攣薬（抗てんかん薬）

過去1週間の 疼痛範囲数		
顎	右	左
肩	右	左
上腕	右	左
前腕	右	左
胸部		
腹部		
大腿	右	左
下腿	右	左
頸部		
背部	上	下
臀部	右	左
WPI 合計： 点		

症候	なし	軽度	中等度	重度
疲労感	0	1	2	3
起床時不快感	0	1	2	3
認知症状（思考・記銘力障害）	0	1	2	3
合計： 点				

一般的身体症候　1：あり　0：なし		
a) 頭痛	b) うつ症状	c) 下腹部痛または下腹部クランプ

合計 (SS)：症候　　点 + 身体症候　　点 =　　点

以下を満たすものを線維筋痛症と診断する。
判定：WPI + SS ≧ 13

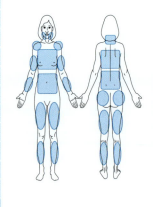

図3 ● Wolfeらによる線維筋痛症の改定基準（2011年）　　　　（文献19より作成）

WPI：19箇所 過去1週間の 疼痛範囲数		
顎[*1]	右	左
肩	右	左
上腕	右	左
前腕	右	左
臀部	右	左
大腿	右	左
下腿	右	左
頸部	右	左
背部	上	下
胸部[*1]		
腹部[*1]		
WPI 合計： 点		

症候	問題なし	軽度	中等度	重度
疲労感	0	1	2	3
起床時不快感	0	1	2	3
認知症状（思考・記銘力障害）	0	1	2	3
合計： 点				

一般的身体症候　0：なし　1：あり		
a) 頭痛	0	1
b) 下腹部痛または下腹部クランプ	0	1
c) うつ症状	0	1

合計 (SSS)：症候　　点 + 身体症候　　点 =　　点

判定：下記5領域のうち少なくとも4領域に痛みがあること。

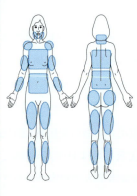

以下の4項目を満たすものを線維筋痛症と診断する
① WPI 7以上＋SSS 5以上 または WPI 4〜6＋SSS 9以上
② 全身痛である（5領域のうち，少なくとも4領域の痛みがある）[*2]
③ 少なくとも3カ月症候が存在する
④ 他の疾患の存在は除外しない

[*1]：領域評価時には評価項目から外れる。
[*2]：領域
　1) 右上半身部（顎部[*1], 肩甲帯, 上腕, 前腕）
　2) 左上半身部（顎部[*1], 肩甲帯, 上腕, 前腕）
　3) 右下半身部（臀部, 大腿, 下腿）
　4) 左下半身部（臀部, 大腿, 下腿）
　5) 体軸部（頸部, 上背部, 下背部, 胸部[*1], 腹部[*1]）

SSS: symptom severity scale

図4 ● Wolfeらによる線維筋痛症の改定基準（2016年）　　　　（文献20より作成）

が主体である。そのほかに生薬，漢方製剤を含む実に様々な薬物療法，非薬物療法として鍼灸療法などを含めた代替・補完医療が行われてきた。その中で，新規型の抗痙攣薬であるプレガバリン（リリカ®）が欧米で第一選択薬に挙げられ，わが国でも公的保険で初めてFMの疼痛治療薬として承認された。

　そこで，日本線維筋痛症学会および日本医療研究開発機構（Japan Agency for Medical Research and Development；AMED）研究班が共同で日本人を対象とした「線維筋痛症診療ガイドライン2017」[16]を作成した。このガイドラインは日本人を対象としランダム化比較試験が少ない状況でevidence-based medicine（EBM）の手法で作成されたものである。治療法に対しては，エビデンスレベル，公的保険との整合性などを考慮して推奨度（実施，提案，提案しない，実施しない）が明示されている。

1）薬物療法

　この診療ガイドラインによると，薬物療法の第一選択は神経障害性疼痛治療薬であるプレガバリンであり，中枢神経系において神経伝達物質遊離を抑制し，さらに下行性疼痛抑制系への賦活作用とされている。そのほかにガバペンチン，そのプロドラッグであるガバペンチン エナカルビルなども同様の薬理作用から使用される。これら薬剤に共通して体重増加，浮腫，ふらつき，めまい，眠気，体重増加などで使用できない場合もある。

　抗うつ薬（アミトリプチリン塩酸塩）は海外エビデンスでは最もレベルが高いが，日本人でのエビデンスがなく，また，少量であっても有害事象で使用できないことがしばしばあり，推奨度は「提案」である。最近では選択的セロトニン再取り込み阻害薬（selective serotonin reuptake inhibitor；SSRI），セロトニン・ノロルアドレナリン再取り込み阻害薬（serotonin and noradrenaline reuptake inhibitor；SNRI），ノルアドレナリン作動性・特異的セロトニン作動性抗うつ薬（noradrenergic and specific serotonergic antidepressant；NaSSA）が使用され，SNRIであるデュロキセチン塩酸塩がわが国でもFMの疼痛治療薬として承認され，抗うつ薬の中で唯一，推奨度は「実施」である。抗うつ薬のFMに対する効果は下行疼痛抑制系の賦活作用による。また，わが国では同様の薬理作用ノイロトロピン®が基礎療法（経口，静脈投与，トリガー治療）にしばしば用いられている。エビデンスはないが，副作用がほとんどないことから推奨度は「提案」とされている。

　最近，各種オピオイド系薬剤が慢性疼痛治療薬として承認され，その中で非麻薬性オピオイドであるトラマドール塩酸塩，あるいはトラマドールとアセトアミノフェンの合剤がFMに対して使用されているが，日本人のエビデンスの欠

表3 ● 線維筋痛症の薬物療法のエビデンス，推奨度一覧

薬物療法		推奨度	エビデンス
ノイロトロピン®経口，注射（トリガー含）		提案	D
抗うつ薬	SNRI：デュロキセチン塩酸塩	実施	A
	ミルナシプラン塩酸塩*	提案	A
	三環系：アミトリプチリン塩酸塩	実施	A
	NaSSA：ミルタザピン*	提案	B
抗痙攣薬	プレガバリン	実施	A
	ガバペンチン*	提案	B
	カルバマゼピン*	提案	B
	クロナゼパム*	提案	C
	ガバペンチン エナカルビル*	提案	C
弱オピオイド系鎮痛薬（非麻薬性）		実施	A
強オピオイド系鎮痛薬（麻薬）		実施しない	B
非ステロイド系抗炎症薬（NSAIDs）		実施しない	A
副腎皮質ステロイド薬*		実施しない	A
ピロカルピン塩酸塩，セビメリン塩酸塩水和物		提案	D
下痢型過敏性腸症候群治療薬		提案（下痢型）	C
抗不安薬		推奨なし	C
ドーパミンD3受容体作動薬*		推奨なし	C
薬物併用療法		実施	A

＊：わが国で線維筋痛症に適応がない。
SNRI：serotonin and noradrenaline reuptake inhibitor
NaSSA：noradrenergic and specific serotonergic antidepressant
NSAIDs：non-steroidal anti-inflammatory drugs

（文献16をもとに作成）

如，オピオイド系薬剤であることから推奨度は「提案」である。経皮吸収型非麻薬性オピオイド系薬剤ブプレノルフィンの推奨度は「提案しない」であるが，実臨床では一定の疼痛緩和効果があることから，しばしば使用されている。しかしながら，強オピオイドである麻薬性鎮痛薬は，依存性，社会的問題から基本的にはFMでの使用は，「実施しない」である。

そのほか，漢方製剤，生薬などの様々な薬剤がこれまで使用されてきたが，海外のエビデンスのみであることや保険適用の観点から推奨度は「提案しない」がほとんどである（表3）。

2）非薬物療法

非薬物療法に関して患者・家族教育は当然推奨度Aであるが，海外でエビ

デンスレベルの高い有酸素運動療法，認知行動療法（cognitive behavioral therapy；CBT）は日本人を対象としたエビデンスがなく，推奨度Bとなる。鍼灸治療や全身麻酔下の電気痙攣療法（electroconvulsive therapy；ECT），リハビリテーションその他の様々な代替・補完療法が報告されているが，推奨度は「提案」ないし「提案しない」である。

3）予後

基本的に生命予後にはまったく問題がないが，根治療法はなく，長期に経過し，日常生活動作（activities of daily living；ADL），生活の質（quality of life；QOL）の低下が著しく，機能的予後が問題となる。

一方，FM患者の自殺率は経過とともに高いことが知られており[21]，自殺回避はケアにあたって重要な目標である。また，患者のQOL評価は関節リウマチ（rheumatoid arthritis；RA），変形性関節症（osteoarthritis；OA）患者よりも低く，全身性エリテマトーデス（systemic lupus erythematosus；SLE）患者に匹敵する[19, 20]。さらに，併存疾患のある二次性FMは，併存疾患の治療によりFM症状も反応することが多いとされている。

8 — ME/CFSとFMの併存例の診療

ME/CFSとFMは中枢神経レベルにおけるミクログリア活性化（脳内神経炎症）病態であることが明らかにされつつあり，同一病態による表現形の違いとされることから，両疾患が相互に高い頻度で併存しやすいことは当然であろう。すなわち，疲労・倦怠感が優位であるか，慢性の広範囲疼痛が優位であるかにより，現時点での疾患概念からME/CFSあるいはFMの診断がなされるにすぎない。そのことは，治療にあたって両者の特徴的臨床病像を示すME/CFSとFMの併存例では，相互の治療を行うことの必要性も理解できるものと思われる。

●文献

1) 松本美富士：線維筋痛症のup to date. リウマチ科. 2012;47(4):436-45.

2) Nakatomi I, et al:Neuroinflammation in Patients with Chronic Fatigue Syndrome/ Myalgic Encephalomyelitis:An[11]C-(R)-PK11195 PET study. J Nucl Med. 2014;55(6): 945-50.

3) Wolfe F, et al:The American College of Rheumatology 1990 Criteria for the Classification of Fibromyalgia. Report of the multicenter criteria committee. Arthritis Rheum. 1990;33(2):160-72.

4) 松本美富士, 他:本邦線維筋痛症の臨床疫学像(全国疫学調査の結果から). 臨床リウマチ. 2006;18(1):87-92.

5) 松本美富士, 他:本邦線維筋痛症の臨床疫学像の解明に関する研究. 関節リウマチの先端治療に関する研究. 厚生労働科学研究費補助金 免疫アレルギー疾患等予防・治療研究事業. 平成16年度研究報告書, 2005, p49-52.

6) Nakamura I, et al:An epidemiologic internet survey of fibromyalgia and chronic pain in Japan. Arthritis Care Res (Hoboken). 2014;66(7):1093-101.

7) Wallace DJ, et al, ed.:Fibromyalgia and Other Central pain Syndromes. Lippincott Williams & Wilkins, 2005.

8) Yannus MB:The Concept of Central Sensitivity Syndromes. Fibromyalgia and Other Central Pain Syndromes. Wallace DJ, et al, ed. Lippincott Williams &Wilkins, 2005, p29-44.

9) Usui C, et al:A study of brain metabolism in fibromyalgia by positron emission tomography. Prog Neuropsychopharmacol Biol Psychiatry. 2017;75:120-7.

10) Yasui M, et al:A chronic fatigue syndrome model demonstrates mechanical allodynia and muscular hyperalgesia via spinal microglia activation. Glia. 2014;62(9):1407-17.

11) Taguchi T, et al:Peripheral and spinal mechanisms of nociception in s rat reserpine-induced pain model. Pain-induced pain model. Pain. 2015;156(3):415-27.

12) 山野嘉久:線維筋痛症患者における抗VGKC複合体抗体の測定. 線維筋痛症をモデルとした慢性疼痛機序の解明と治療法の確立に関する研究. 厚生労働科学研究費補助金 慢性の痛み対策研究事業. 平成25年度総括・分担研究報告書. 2014, p12-3.

13) Wepner F, et al:Effects of vitamin D on patients with fibromyalgia syndrome:a randomized placebo-controlled trial. Pain. 2014;155(2):261-8.

14) Nishioka K, et al:Clinical features and preliminary diagnostic criteria of human papillomavirus vaccination associated with neuroimmunopathic syndrome (HANS). Int J Rheum Dis. 2014;17(Suppl 2):6.

15) Shoenfeld Y, et al: 'ASIA' -autoimmune/inflammatory syndrome induced by adjuvants. J Autoimmun. 2011;36(1):4-8.

16) 日本線維筋痛症学会, 日本医療研究開発機構(AMED) 慢性の痛み解明研究事業「線維筋痛症の病因・病態の解明と客観的診断・評価法の開発及びトータルマネジメントの確立に関する戦略的総合研究」班, 編:線維筋痛症診療ガイドライン2017. 日本医事新報社, 2017.

17) 倉恒弘彦:慢性疲労症候群と線維筋痛症. 線維筋痛症をモデルとした慢性疼痛機序の解明と治療法の確立に関する研究. 厚生労働科学研究費補助金 慢性の痛み対策研究事業. 平成25年度総括・分担研究報告書. 2014, p46-53.

18) Wolfe F, et al:The American College of Rheumatology preliminary diagnostic criteria for fibromyalgia and measurement of symptom severity. Arthritis Care Res (Hoboken). 2010;62(5):600-10.

19) Wolfe F, et al:Fibromyalgia criteria and severity scales for clinical and epidemiological studies:a modification of the ACR Preliminary Diagnostic Criteria for Fibromyalgia. J Rheumatol. 2011;38(6):1113-22.

20) Wolfe F, et al:2016 Revisions to the 2010/2011 fibromyalgia diagnostic criteria. Semin Arthritis Rheum. 2016;46(3):319-29.

21) Wolfe F, et al:Mortality in fibromyalgia:a study of 8,186 patients over thirty-five years. Arthritis Care Res (Hoboken). 2011; 63(1):94-101.

11

睡眠異常

山田真介, 稲葉雅章

1 — 理想的な睡眠像

　脳や身体の疲労回復のみでなく, 最近では生活習慣病予防の観点などからも, 一般成人であれば1日およそ7時間の睡眠を確保することが望ましいと考えられている。睡眠には身体のみが休息状態となるレム睡眠と, 脳も含めて休息状態になるノンレム睡眠が存在し, さらにノンレム睡眠は睡眠深度別に4つのステージに分類される。ノンレム睡眠のうちステージ1と2はノンレム浅睡眠, ステージ3と4はノンレム深睡眠と呼ばれ(最近では3と4を総じて3とすることが多い), 特にノンレム深睡眠は脳の休息にとって最も重要な睡眠期間と考えられている。

　通常, 入眠後速やかにノンレム深睡眠が出現し, その後脳の過剰な冷却を防ぐためレム睡眠に移行する。このサイクルを繰り返しながら, 徐々にノンレム睡眠は浅く短く, 逆にレム睡眠は延長していき, 最後のレム睡眠中に覚醒する。各サイクルはそれぞれ約90分で, 入眠から覚醒までに4~5サイクル繰り返される(図1)。入眠後最初のレム睡眠が出現するまでの時間は最も深く質の良い睡眠が集中する時間帯であり, レム睡眠潜時と呼ばれる。また, 就寝してから脳波上入眠するまでの時間は入眠潜時と呼ばれ, 15~30分程度が適切とされる。これ以上長いと入眠困難ありと判断され, 逆に短すぎるとナルコレプシーや睡眠時無呼吸症候群などの睡眠障害を罹患している可能性がある。

　睡眠の量や質には個人差があり, また日々の精神的・身体的疲労度や加齢の影響を受けやすいことから[1], 上記に示した種々の睡眠パラメータに明確な基準値は存在しない。一般には, 爽快に目覚め日中に過度の眠気を自覚するようなことがなければ, 生活スタイルおよび年齢に則した良質な睡眠が確保できているものと判断できる。睡眠障害はgold standardであるポリソムノグラフィ(polysomnography；PSG)で診断すべきであるが, PSGは高価かつ煩雑な検査であるため, 一般臨床では患者個人の自覚症状により評価されることが多い。

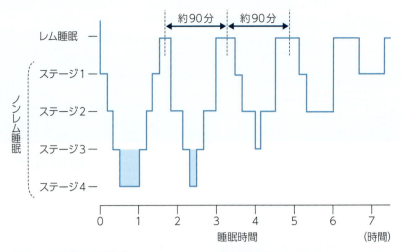

図1 ● 理想的な睡眠像

入眠後速やかにノンレム深睡眠が出現し，その後脳の過剰な冷却を防ぐためレム睡眠に移行する。このサイクルを繰り返しながら，徐々にノンレム睡眠は浅く短く，逆にレム睡眠は延長していき，最後のレム睡眠中に覚醒する。各サイクルはそれぞれ約90分で，入眠から覚醒までに4～5サイクル繰り返される。

しかし，主観的な睡眠観と客観的睡眠指標の評価は必ずしも一致するとは限らず，このことが睡眠診療を困難化させる一因となっている。

2 ─ ME/CFSの睡眠障害パターン

ME/CFS患者は自覚的な睡眠障害を必発しており，その訴えのほとんどは1日を通じた強い眠気と夜間の寝つきの悪さ，朝の起きづらさである[2]。現在，睡眠障害は睡眠障害国際分類（the international classification of sleep disorders；ICSD）により下記6つのカテゴリに分類されているが，この分類に当てはめるとME/CFS患者の睡眠障害の多くは③と④を重複した「過眠症を伴う睡眠相後退症候群」に該当する。

①不眠症
②睡眠関連呼吸障害（睡眠時無呼吸症候群など）
③過眠症
④概日リズム睡眠障害（睡眠相後退症候群など）
⑤睡眠時随伴症（悪夢など）
⑥睡眠関連運動障害（むずむず脚症候群など））

3 — ME/CFS診断基準における睡眠障害の位置づけ

ME/CFSでは疲労に対する睡眠欲求の亢進により, 総睡眠時間は延長しているにもかかわらず[2], 睡眠による疲労回復が得られにくい。睡眠で解消できない過度の疲労感はME/CFSの重要な臨床所見のひとつであり, 現在使用されている2つのME/CFS診断基準〔全身労作不耐症(systemic exertion intolerance disease；SEID)診断基準(2015年)[3], ME/CFS臨床診断基準(案)(2016年)[4]〕でも, それぞれ「睡眠をとっても回復しない疲労」あるいは「睡眠障害, 熟睡感のない睡眠」として必須診断項目に含まれている(☞5 表2)。

4 — ME/CFS患者の睡眠評価

睡眠障害は主観的要素が強く客観的に評価しがたい症状であるため, ME/CFSの睡眠特性についてはいまだ不明な点が多い。そこで筆者らは現在, ME/CFS患者の睡眠を主観的(アンケート)および客観的(携帯型睡眠脳波計)に評価し, 詳細な検討を進めている。本研究の目的は夜間の睡眠状況とME/CFSの病態との関連を検討することであり, 対象は比較的昼夜の生活リズムが維持され, かつ検査の完遂が可能と考えられる軽症ME/CFS患者(重症度分類で「仕事はできるが, 休日は終日の休息が必要」と診断される患者)に限定している。また, 前述の通り, 種々の睡眠パラメータには明確な基準が存在しないため, 同世代の健常ボランティアを募集し, ME/CFS患者のデータと比較・検討することで, その特異性を検証している(表1)。

5 — ME/CFS患者の主観的睡眠観

ME/CFS患者の主観的睡眠観は, ピッツバーグ睡眠質問票(Pittsburgh sleep quality index；PSQI)で評価した。PSQIは過去1カ月間の主観的睡眠観を評価するアンケート調査である。睡眠の質・入眠時間・睡眠時間・睡眠効率・睡眠困難・眠剤使用・日中の眠気の7つの要素により構成され, それぞれを3点満点で評価し, 得点が高いほど睡眠障害が強いと判定される。

健常群と比較して, ME/CFS群では睡眠時間と睡眠効率を除く5つの項目で有意に高得点を示した。また, PSQI総得点も21点満点中10.5点で, 睡眠障害

表1 ● ME/CFS患者 (88名) と健常者 (21名) のプロファイル

	ME/CFS	健常者	p値
男/女 (名)	28/60	6/15	n.s.
年齢 (歳)	42.7±9.3	41.9±9.0	n.s.
発症年齢 (医師推定) (歳)	28.4±9.8	−	−
罹病期間 (年)	14.3±7.2	−	−
検査時PS	6.5±1.5	−	−
睡眠アンケート			
就寝時刻 (時)	23.8±1.5	24.2±1.3	n.s.
起床時刻 (時)	8.0±2.1	6.8±1.3	<0.05
1日の総睡眠時間 (時間)	7.7±2.3	6.1±0.9	<0.005
1日のベッド滞在時間 (時間)	8.2±1.8	6.6±1.1	<0.0001
睡眠効率 (%)	94.1±24.3	93.5±10.3	n.s.
睡眠脳波計 (夜間のみ装置)			
夜間睡眠時間 (分)	381.4±96.8	324.8±67.3	<0.05
入眠潜時 (分)	42.5±40.3	15.1±14.7	<0.0001
中途覚醒 (分)	57.6±46.7	32.6±16.9	<0.05
睡眠効率 (%)	77.5±11.5	86.1±6.3	<0.005
レム睡眠潜時 (分)	81.1±47.3	71.3±28.6	n.s.
第1周期δパワー (μV^2)	116666.1±90691.3	145016.4±118911.5	n.s.
第1周期δパワー/分 (μV^2/分)	1610.8±1109.2	2023.3±1466.3	n.s.
全睡眠時間δパワー (μV^2)	296123.7±179563.6	338504.1±176667.3	n.s.
全睡眠時間δパワー/分 (μV^2/分)	1074.0±644.6	1373.2±705.3	<0.05
レム睡眠 (分)	104.2±40.3	79.2±29.6	<0.05
ノンレム睡眠N1* (分)	50.3±29.7	37.0±15.1	<0.05
ノンレム睡眠N2* (分)	206.2±58.1	178.8±45.6	<0.05
ノンレム睡眠N3* (分)	20.7±26.1	29.8±25.1	<0.1
ノンレム睡眠N1* (%)	11.4±5.6	10.4±3.8	n.s
ノンレム睡眠N2* (%)	47.7±9.4	49.9±8.2	n.s
ノンレム睡眠N3* (%)	5.2±7.2	8.6±8.2	<0.05
アクチグラフ (24時間装置)			
1日の総睡眠時間 (分)	520.9±129.2	454.4±65.1	<0.01
夜間睡眠時間 (分)	461.1±95.9	432.6±55.1	n.s.
日中睡眠時間 (分)	61.9±79.2	21.9±33.1	<0.01
日中居眠り回数 (回)	8.8±6.3	5.8±5.8	<0.05
日中平均活動量 (回/分)	172.5±29.4	185.9±24.8	<0.05

＊：ノンレム睡眠の段階 。N1 (stage 1), N2 (stage 2), N3 (stage 3＋4), mean±SD
PS：performance status

表2 ● ME／CFS患者と健常者のPSQI比較（参照データ：関節リウマチ患者，糖尿病患者）

自験

	睡眠の質	入眠時間	睡眠時間	睡眠効率	睡眠困難	眠剤使用	日中の眠気	PSQI
ME／CFS 88名 （平均年齢：43歳）	2.2	2.3	0.9	0.6	1.3	1.7	1.7	10.5
健常者 21名（41歳）	1.4	1.1	1.5	0.2	0.8	0.0	0.6	5.5
p値	<0.001	<0.001	<0.05	n.s.	<0.001	<0.0001	<0.0001	<0.0001
関節リウマチ 100名（68歳）	1.5	1.7	1.4	0.9	1.1	1.0	0.9	8.5
糖尿病 30名（59歳）	1.4	1.4	1.8	0.7	1.1	0.7	0.9	8.0

の目安とされる5.5点を大きく上回り，95％（84／88名）が睡眠障害ありと診断される結果であった（表2）。

　睡眠障害の合併率が高い他の慢性疾患群［関節リウマチ100名（平均年齢68歳，PSQI 8.5点），糖尿病30名（平均年齢59歳，PSQI 8.0点）］と比較しても，ME／CFS群は若年であるにもかかわらず，有意にPSQI値が高い結果であった（表2）。

6 — ME／CFS患者の主観的睡眠観と疲労，健康関連QOLとの関係

　主観的睡眠観と疲労の関係について検討した。疲労度は倉恒らが開発した自己診断疲労度チェックリスト[5]で評価した。結果，ME／CFS患者の疲労指標（身体的疲労，精神的疲労，総合疲労）はいずれも健常群の値を大きく上回り（表3），危険ゾーンの領域（身体的疲労：男性12以上，女性14以上。精神的疲労：男性13以上，女性16以上。総合疲労：男性23以上，女性29以上）に達していた。また，すべての尺度がPSQIと有意な正の相関を示した（表4）。この関係性は健常群でも認められるものであったが，相関係数（ρ値）はME／CFS群で有意に低く（図2），ME／CFSでは疲労以外の何らかの要素がPSQIに影響を与えていることが示唆された。そこで，ME／CFSのPSQIに影響を与える因子について追加検討したところ，ME／CFSの罹病期間との間に有意な正の相関を認めた（表4）。以上のことから，ME／CFSでは現状の疲労度に加え，病状の長期化が主観的睡

表3 ● ME／CFS患者と健常者の疲労度，健康関連QOL指標の比較

	ME／CFS	健常者	p値
自己診断疲労度			
身体的疲労（40点満点）	25.1	4.7	＜0.0001
精神的疲労（40点満点）	22.5	6.6	＜0.0001
総合疲労（80点満点）	47.6	11.0	＜0.0001
SF-36＊			
身体的サマリースコア	20.3	50.2	＜0.0001
身体機能	23.3	53.3	＜0.0001
日常役割機能（身体）	16.6	52.0	＜0.0001
体の痛み	34.4	53.7	＜0.0001
全体的健康感	29.5	56.1	＜0.0001
精神的サマリースコア	38.3	51.5	＜0.0001
活力	26.8	51.3	＜0.0001
社会生活機能	21.7	50.6	＜0.0001
日常役割機能（精神）	37.9	52.4	＜0.001
心の健康	42.8	51.8	＜0.01

＊：国民の平均レベルがおおむね50となるように設定されている。

眠観の低下に関与するものと考えられた。

　次に，主観的睡眠観と全般的quality of life（QOL）の関係について検討した。健康関連QOLはSF-36®（MOS 36-item short-form health survey）で評価した。SF-36®は睡眠QOLを含まない全般的なQOLを評価するツールで，身体的・精神的サマリースコアとそれぞれ4つの下位尺度により評価される。結果，健常群と比較してME／CFS患者のQOLはすべての指標において有意に低く，さらにそれは国民の平均レベルをはるかに下回るものであった（表3）。また，精神的QOLはME／CFS群，健常群のいずれにおいてもすべての指標でPSQIと有意な負の相関を示したのに対し，身体的QOLはME／CFS群のみで，体の痛み，全体的健康感，およびサマリースコアと有意な負の相関を示した（表4）。ME／CFSでは身体的QOLの低下が主観的睡眠観に対し特異的に影響することが示唆される。

表4 ● ME/CFSにおけるPSQIと疲労度・健康関連QOLの関係

| | PSQI | | | |
| | ME/CFS | | 健常者 | |
	ρ値	p値	ρ値	p値
背景因子				
年齢	0.056	n.s.		−
罹病期間	0.237	<0.05		−
PS	0.071	n.s.		−
自己診断疲労度				
身体的疲労	0.220	<0.05	0.570	<0.05
精神的疲労	0.314	<0.005	0.693	<0.005
総合疲労	0.305	<0.005	0.648	<0.005
SF-36				
身体的サマリースコア	−0.219	<0.05	0.157	n.s.
身体機能	−0.175	n.s.	−0.286	n.s.
日常役割機能（身体）	−0.140	n.s.	−0.376	n.s.
体の痛み	−0.391	<0.0005	−0.450	n.s.
全体的健康感	−0.301	<0.005	−0.350	n.s.
精神的サマリースコア	−0.308	<0.005	−0.780	<0.01
活力	−0.292	<0.01	−0.783	<0.01
社会生活機能	−0.231	<0.05	−0.756	<0.01
日常役割機能（精神）	−0.277	<0.01	−0.600	<0.05
心の健康	−0.248	<0.05	−0.843	<0.001

PS：performance status

7 ── ME/CFS患者の客観的睡眠状況

　ME/CFSでは主観的睡眠観は障害されているものの，PSGで客観的に評価した睡眠の質や睡眠構築については健常者とほぼ遜色なく維持されているとする報告が多い[6, 7]。筆者らの調査でも，ME/CFSでは入眠潜時や中途覚醒時間が長いため睡眠効率は有意に低下していたものの，睡眠の質を示すレム睡眠潜時や，第1睡眠周期および全睡眠時間のδパワー値は健常群と同等に維持されていた（表1）。第1睡眠周期とはレム睡眠潜時と同義で，質の良いノンレム深睡眠（≒徐波睡眠）が特に集中的に出現する時間帯のことである。δパワーとはその間のδ波の振れ幅を積分した値のことで，この値が大きくなるほど良質な睡眠が確保

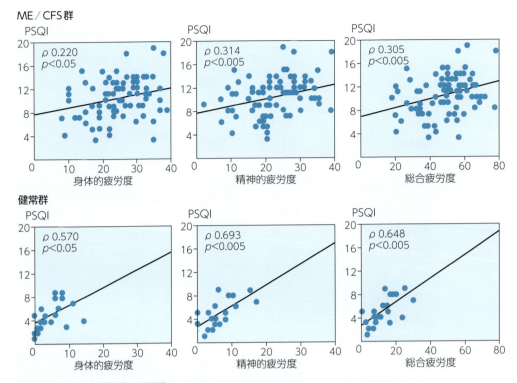

図2 ● PSQIと疲労度の関係
すべての疲労指標はPSQIと有意な正の相関を示すが，その相関係数（ρ値）は健常群において有意に高く，ME/CFS群では他の何らかの因子が影響していることが示唆される。

できていることを意味する。

しかし，睡眠構築をさらに詳細に検討すると，ME/CFS患者では夜間睡眠時間は長いものの，最も質が良いとされるノンレム睡眠stage3（N3）時間については短い傾向を示し，全睡眠時間に占めるN3時間の割合は有意に少ないことがわかった。その結果，全睡眠時間のトータルのδパワー値に差はないものの，睡眠時間当たりのδパワー値はME/CFS群で有意に低かった（表1）。さらに，N3を時間別に解析すると，N3時間が5分未満の割合は健常群で19.0%（4/21名）であったのに対し，ME/CFS群では41.4%（36/87名）で有意にその頻度が高かった（図3）。ノンレム深睡眠は加齢に伴い減少していくものであるが，ME/CFS患者では年齢不相応に減少しており，睡眠の質の低下を睡眠時間を延長させることで代替しているものと考えられた。

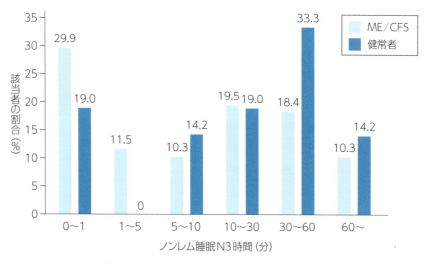

図3 ● ノンレム睡眠N3の時間別分布
ノンレム睡眠N3を時間別に解析すると，健常群と比較しME/CFS群では短時間である割合が多かった．

8 — ME/CFS患者の日中活動量と徐波睡眠の関係

　ME/CFS患者の睡眠の概日リズムをアクチグラフで評価してみると，1日の総睡眠時間が延長しているだけでなく，日中の居眠り時間も長く，日中活動量が有意に減少していることがわかった（表1）。日中活動量はME/CFSの活動性指標であるperformance status（PS）と有意な負の相関を示し，一方でδパワー値やノンレム睡眠N3と有意な正の相関を示した（表5）。日中の適度な疲労は夜間睡眠の質を向上させることが報告されているが，ME/CFSでは重度の疲労により昼間の活動性が低下することで，逆に夜間の良質な睡眠が障害されるものと考えられる。

9 — ME/CFS患者の睡眠障害に対する治療

　PSQIがTNF-αやIL-6などの血清中サイトカイン濃度と相関すること[8]や前頭前皮質構造と関連すること[9]が報告されており，ME/CFS自体の未解明な部分が睡眠障害と強く関連していることが示唆されている。したがって，認知行動療法や眠剤治療などが奏効することは少なく，その根源となる重度の疲労感の軽減なしにはME/CFS患者の睡眠障害は改善できないと考えられる。一方で，ME/CFS患者では睡眠時無呼吸症候群や周期性四肢運動障害，過眠症，ナルコ

表5 ● ME/CFSにおける日中活動量とPS，および睡眠深度の関係

	日中活動量	
	ρ値	p値
PS	−0.268	<0.05
全睡眠時間δパワー	0.255	<0.05
全睡眠時間δパワー/分	0.248	<0.05
ノンレム睡眠N3時間	0.258	<0.05
ノンレム睡眠N3割合	0.236	<0.05

PS：performance status

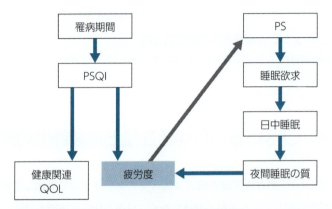

図4 ● ME/CFSにおける疲労と睡眠の関係
ME/CFSでは，原因不明の重度疲労を起点とし，活動性の低下に伴い睡眠の質が低下し，疲労との間に悪性サイクルを形成する。

レプシーなどの合併頻度が高いことも報告されており[10]，これら疾患のスクリーニングを十分に行うことも重要となる。

10 ── ME/CFSと睡眠障害の悪循環（図4）

　ME/CFSでは，原因不明の重度疲労を起点とし，睡眠欲求の亢進に伴う日中活動性の低下により夜間睡眠の質が低下し，さらに疲労度が増悪する悪循環が形成されている。また，疾患の長期化により主観的睡眠観が増悪し，全般的な健康関連QOLも低下する。ME/CFSにおける睡眠障害は重度疲労の結果であり，正常な睡眠を取り戻すには疲労の要因を取り除くほかはないものと考えられる。

●文献

1) Ohayon MM, et al:Meta-analysis of quantitative sleep parameters from childhood to old age in healthy individuals:developing normative sleep values across the human lifespan. Sleep. 2004;27(7):1255-73.

2) 倉恒弘彦, 他:身体活動量から得られる睡眠指標および活動指標による慢性疲労病態判別の感度・特異度の検討. 厚生労働科学研究費補助金 障害者対策総合研究事業 (神経・筋疾患分野) (分担) 研究年度終了報告書. 2012.

3) Institute-of-Medicine:Beyond myalgic encephalomyelitis/chronic fatigue syndrome redefining an illness. National Academies Press. 2015:1-282.

4) 伴 信太郎, 他:慢性疲労症候群の病因病態の解明と画期的診断・治療法の開発. 厚生労働科学研究費補助金 障害者対策総合研究事業 (神経・筋疾患分野). 平成27年度報告書, 2016.

5) 倉恒弘彦:疲労および疲労感の分子・神経メカニズムとその防御に関する研究報告書. 文部科学省 生活者ニーズ対応研究, 2002.

6) Majer M, et al:Perception versus polysomnographic assessment of sleep in CFS and non-fatigued control subjects:results from a population-based study. BMC Neurol. 2007;7:40.

7) Reeves WC, et al:Sleep characteristics of persons with chronic fatigue syndrome and non-fatigued controls:results from a population-based study. BMC Neurol. 2006;6:41.

8) Milrad SF, et al:Poor sleep quality is associated with greater circulating pro-inflammatory cytokines and severity and frequency of chronic fatigue syndrome/myalgic encephalomyelitis (CFS/ME) symptoms in women. J Neuroimmunol. 2017;303:43-50.

9) Shan ZY, et al:Medial prefrontal cortex deficits correlate with unrefreshing sleep in patients with chronic fatigue syndrome. NMR Biomed. 2017;30(10).

10) Krupp LB, et al:Sleep disturbance in chronic fatigue syndrome. J Psychosom Res. 1993;37(4):325-31.

12 和温（WAON）療法

鄭　忠和，増田彰則，胸元孝夫

1── 和温（WAON）療法とは

和温療法は全身を気持ち良く温めるもので，安全で患者に優しい全身的・全人的治療法である。1989年に慢性心不全に対する「温熱療法」として開発し[1]，2007年に名称を「和温療法」に変更した[2]。心身をリラックスさせ，爽快な発汗をもたらし，気分・食欲・睡眠・便通を是正し，うつ気分を軽減させる，まさに「和む・温もる」療法である。慢性心不全に対しては，これまで数多くの臨床研究が施行され，安全性と有効性が証明され[3~15]，「慢性心不全治療ガイドライン（2010年改訂版）」（日本循環器学会）にclass Iの治療として記載され，2012年には慢性心不全に対する和温療法は「先進医療」として承認された。

1）全身における和温療法の作用

和温療法は全身の血管内皮から一酸化窒素（nitric oxide；NO）やヒートショック蛋白（heat shock protein；HSP）を著明に発現し[16~19]，全身の血管内皮機能を改善し，全身の動脈・静脈を拡張させ，心臓に対する前負荷・後負荷を軽減する。その結果，1回拍出量および心拍出量は有意に増加し，脳血流を含めて全身の隅々まで血流が促進される。また，和温療法は自律神経機能を是正する。すなわち，副交感神経活性を亢進させ，交感神経活性を低下させ，心室性期外収縮などの不整脈を減少させる[4, 6, 11]。心房性ナトリウム利尿ペプチド（atrial natriuretic peptide；ANP），脳性ナトリウム利尿ペプチド（brain natriuretic peptide；BNP），ノルアドレナリンなどの神経体液性因子を是正することも明らかにされている[4, 7, 10, 11]。さらに和温療法は，抗酸化作用を亢進させ，superoxide dismutase（SOD）の産生を促進する。

和温療法の特徴は，様々な原因で歩行ができない，あるいは歩行困難な症例にも応用可能で，これらの患者の運動耐容能を改善する[12~14]。これまで重症心不

全以外においても，重症下肢虚血など様々な難治性疾患に著明な効果を発揮することが報告されている[20~22]。慢性疲労症候群（CFS）は原因不明の薬物治療抵抗性の難治性疾患であるが，和温療法はCFSに対しても有効であることが明らかにされている。

2) 重症患者にも実施可能な治療法

CFSは原因不明の持続する強い疲労によって社会生活や家庭・学校生活が障害される疾患であり，確立された治療法はない。段階的運動療法[23]と認知行動療法[24]の効果が報告されているものの，段階的運動療法は軽症〜中等症の自力で歩ける患者には適応があるが，重症の寝たきり患者には難しい。認知行動療法は治療技法が専門的であり，専門外の医師が行うには難易度が高い。また，心理的介入に拒否感のある患者も存在する。

これらの治療法に比べ，和温療法は60℃に設定された遠赤外線均等乾式サウナ室での和温浴であり，重症で運動が困難な患者でも安全・手軽に実施できる。また，体全身を包み込むような温かくて優しい感覚を体験できる。和温療法は重症心不全患者に対する非薬物療法として開発されたが[1~15]，疲労や痛みに対する効果も確認され，CFS患者に対しても適応を広げてきた。

CFS患者に対する和温療法は，Masudaらによって患者2例に初めて実施され，効果のあることが報告された[25]。SoejimaらはさらにCFS患者10例に和温療法を実施し有意な改善効果を報告した[26]。Amanoらも患者9例に実施して臨床症状の改善効果がみられたことを報告している[27]。

2── 和温療法の実施方法と効果

1) 和温療法の実施方法

CFSと診断された患者に，和温療法の実施方法，安全性，期待される効果を説明し，承諾を得た上で実施する。CFS患者は，原因のわからない疲労感で社会生活や学校生活が障害されるため，病気や将来への不安が強い。また，周囲から病気を理解してもらえず傷つき精神的に不安定になる場合もある。そのため治療では，身体的な面だけでなく心理社会的な側面も考慮して医師−患者間の信頼関係を構築することが必須である。

▶方法

①室内が均等の60℃に設定された遠赤外線均等乾式サウナ室（大型和温療法室では仰臥位，小型和温療法室では坐位）で15分間入浴する

②出浴後，リクライニングベッドに仰臥位の状態で，全身を（和温療法室で温めた）毛布で包み30分間の安静保温を行う

もし全身の疲労感が強く60℃・15分間の坐位入浴が困難なときは，設定温度や入浴時間を変更・短縮することも可能である。和温療法の基本は，気持ち良く入浴し，心地良い発汗をもたらすことである。我慢を強いることは決してあってはならない。入浴後，仰臥位での30分間の安静保温は必須である。

入院中の患者の場合は，1日1回，1週間に5回連日で行う。外来患者の場合は，病状の程度と患者の希望に応じて1週間に1～3回実施する。

▶効果判定

和温療法の効果判定は，疲労度と痛みの自覚症状をvisual analogue scale（VAS：0～10）により行う。また，客観的な指標として治療前後にprofile of mood states（POMS）の質問紙で疲労度，抑うつ，不安，活力，怒り，混乱を評価する。また，performance status（PS：0～9）や自律神経機能のチェックを行う。

2) CFSに対する和温療法の効果

①和温療法を初めて実施した症例

26歳，女性。3年前に扁桃腺炎に罹患してから全身倦怠感や微熱，リンパ節腫脹，筋肉痛，睡眠障害が続いた。近医にて膠原病は否定されたが症状が持続し，日常生活にも支障が出てきたため確定診断がつかないままプレドニゾロン（PSL）が投与された。それで症状は軽減したが，PSLを減量すると再び症状が出現することを3年間繰り返していた。受診時はPSL 5mg/日内服していた。

入院後PSLを中止し，和温療法を1日1回，計30回実施した。PSLを中止後，下肢痛が増強して歩行も困難となったため鎮痛薬を使用したが，和温療法を20回実施後から痛みが軽減し，30回実施後に痛みスコア（VAS）は3/10まで改善し，鎮痛薬を中止できた。また，体のだるさと微熱も20回実施後から明らかに改善し（図1）[25]，退院して半年後に仕事復帰も果たした。

②和温療法による効果報告

MasudaらのCFS 11例の治療例では，疲労度は3週目から有意に低下し，6週目にはVAS 3/10まで低下した。痛みは4週目から有意に低下した[28]。Soejimaらの報告[26]では，CFS患者10例に対する4週間の治療により，疲労スコアは6.7から4.8に低下した（図2）。また，PSは6.5から3.5と有意に低下し，POMSでは，不安尺度，うつ尺度，疲労尺度が有意に改善した（表1）。このように，CFS患者に対して4週間の和温療法を実施することにより自覚・他覚症状が有意に改善することが実証された。

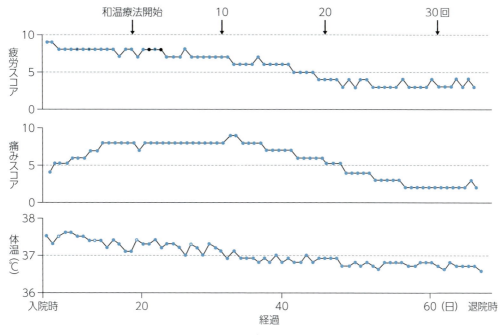

図1 ● 和温療法の治療経過の一例

(文献25より引用)

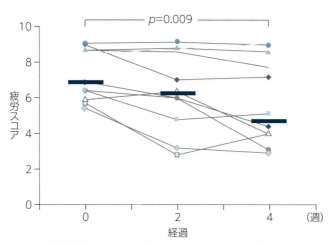

図2 ● 和温療法による疲労スコア(VAS)の変化
VAS：visual analogue scale

(文献26より引用)

　増田クリニックで2006年からの10年間に和温療法を20回以上実施したCFS患者78例(入院例31例)についてその効果を調べたところ，それまでの報告と同様の結果が得られ，予後調査では学校や仕事，家庭に完全復帰できた例が43例(55％)，部分復帰できた例が16例(21％)，症状の改善がみられず日常生活に支障が出ている予後不良例が19例(24％)であった(表2)。発症前の感染

表1 ◉ 和温療法の治療前後の痛み，POMSおよびPSの比較

variables	和温療法		p値[*1]
	治療前 (interquartile range)	治療後 (interquartile range)	
self-rating scale[*2]			
痛み (0～10)	5.2 (2.9～7.6)	4.2 (1.3～5.8)	0.059
POMS[*3]			
不安	47.5 (44.0～57.0)	39.5 (36.8～51.5)	0.008
うつ	55.0 (46.3～61.0)	46.0 (42.5～50.5)	0.018
疲労	61.5 (51.5～69.0)	54.0 (39.0～59.3)	0.005
活力	36.5 (32.0～42.3)	41.5 (33.0～47.8)	0.172
PS[*4]	6.5 (5.8～7.0)	3.5 (2.8～5.3)	0.005

＊1：Wilcoxon signed rank test.
＊2：numerical rating scale (0～10) with higher scores indicating greater severity.
＊3：higher scores for anxiety, depression, and fatigue indicate greater disturbance of mood；
　　higher scores for vigor indicate a more vigorous mood.
＊4：Likert-type scale (0～9) with higher scores indicative of a worse performance status.

POMS：profile of mood status
PS：performance status

(文献26より引用)

表2 ◉ 和温療法の経過 (予後)

症例数 (%)

	感染 (有) 群	感染 (無) 群	全体
良好	25 (56)	18 (55)	43 (55)
やや良好	10 (22)	6 (18)	16 (21)
変わらない (不良)	10 (22)	9 (27)	19 (24)

症既往の有無で予後を比較したが，両群間に有意差は認めなかった。予後不良例 (19例) の中には，ほとんど寝たきり状態で障害年金をもらっている例が4例含まれている。

3) 痛みに対する和温療法の効果

①慢性疼痛に対する和温療法の効果

　　CFSでは，強い疲労以外に全身の筋肉痛や関節痛など痛みを伴うケースが多く，CFS患者の2～3割には線維筋痛症 (fibromyalgia；FM) の合併例がみられる。よって，CFSの治療では痛みに対する治療も重要である。

　　Masudaらは長期にわたって原因不明の痛みを訴える慢性疼痛患者に和温療法を実施したところ，痛みと予後の有意な改善を認め報告した[29]。この報告で

表3 ● 和温療法前後の比較

	和温療法群 前	和温療法群 後	非和温療法群 前	非和温療法群 後	p値
痛みスコア (0〜10)	6.0±2.0	3.2±2.1***	6.1±1.4	4.0±2.3**	0.26
睡眠スコア (0〜10)	5.4±3.0	3.5±2.4***	4.8±2.9	4.0±1.5	0.34
SDSうつスコア	50±16	42±9**	52±12	45±14**	0.66
怒りスコア (0〜9)	4.5±1.1	2.2±1.6***	4.3±1.2	3.2±1.9*	0.05

＊p<0.05，＊＊p<0.01，＊＊＊p<0.001：治療前との比較
p：治療後の両群間の比較

（文献29より引用）

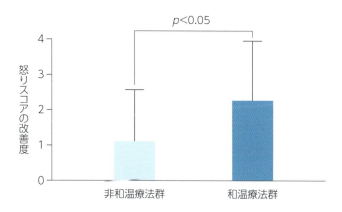

怒りスコアの改善度＝（入院時の怒りスコア）−〔退院時（4週間後）の怒りスコア〕

図3 ● 和温療法による怒りスコア（POMS）の改善度比較
POMS：profile of mood states

（文献29をもとに作成）

は，認知行動療法とリハビリテーション，運動療法を実施した24例と，それに和温療法を併用した22例（和温療法を週5回，計20回実施）を比較した．

その結果，痛みのVASスコアは両群とも有意に改善し，改善幅については両群間に差はなかった（表3）．両群間に違いがみられたのは，睡眠スコアと怒りスコアであった．非和温療法群では睡眠スコアと怒りスコアに改善がみられなかったが，和温療法群では有意に改善した．特に怒りスコアは，和温療法群では治療前後での改善幅が非和温療法群に比べて有意に大きかった（図3）．慢性疼痛患者では怒りの抑圧が体の痛みに転換して出ているケースがあると言われており，和温療法群ではリラクセーション効果と睡眠改善効果も加わり，怒りの感情が和らぐことが明らかにされた．

治療に対する満足度では，非和温療法群の55％が満足，24％が不満と答えたが，和温療法群は82％が満足と答え，不満と答えた患者は皆無であった．そし

て和温療法群の77%が予後良好で，非和温療法群の50%に比べて有意に良好であった。

②線維筋痛症（FM）に対する和温療法の効果

FMは原因不明の全身の疼痛を主症状とし，不眠やうつ病などの精神症状，消化器症状，自律神経系の症状など多彩な症状がみられる。CFSと同様に原因が解明されていないため，確立された治療法はない。

MatsushitaらはFM患者13例に和温療法を実施し，その効果を報告している[30]。和温療法を10回実施後，痛みのVASとfibromyalgia impact questionnaire（FIQ）スコアが改善した（図4）。そして，8～14カ月後の予後評価では，VAS，FIQスコアともに改善した状態が継続していた。

4）食欲不振に対する和温療法の効果

CFSやFM患者は，疲労と痛みに加えてうつ症状と食欲不振が合併している例が多い。Masudaらは食欲不振を訴えるうつ状態の患者28例中18例に和温療法を実施し，和温療法を実施しなかった10例と，空腹感と食事摂取量の変化および血中グレリン濃度を比較した[31]。

和温療法は週5回，4週間で計20回実施した。空腹スケールは，まったく空腹感がない状態を0点，空腹感が非常に強い状態を10点としてVASで評価した。食事摂取量は1日の摂取カロリーを調べた。

和温療法を実施した群では，10回実施した段階で和温療法を実施しなかった

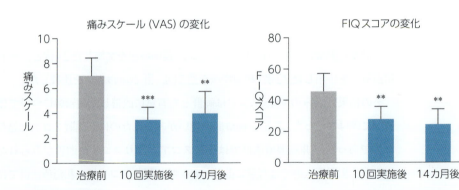

対象：線維筋痛症患者13例（全例女性，平均年齢45歳）
罹病期間：4～96カ月（平均32カ月）
圧痛点：11～18ポイント，受診時の痛みVAS：4～9（平均7）

***$p<0.001$, **$p<0.01$：治療前との比較

図4 ● 和温療法による痛みとFIQスコアの変化
FIQ：fibromyalgia impact questionnaire

（文献30をもとに作成）

群に比べ有意に空腹感が出現し，20回実施した時点で約2倍の空腹感が出現した（図5）。その結果，和温療法群では1日の食事摂取量が平均で1,400kcalから1,560kcalに増加し，食欲増進ホルモンである血中グレリンの濃度も20回実施後に有意に上昇した（図6）。

この結果から，和温療法を実施することでグレリンの分泌量が増えて空腹感が出現し，食事摂取量が増加することが判明した。

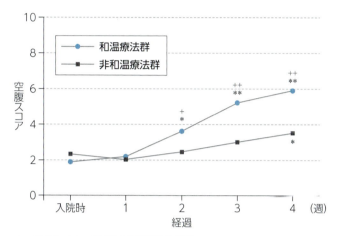

*$p<0.05$, **$p<0.01$：入院時との比較
+$p<0.05$, ++$p<0.01$：非和温療法群との比較

図5 ● 和温療法による空腹スコアの変化 （文献31より引用）

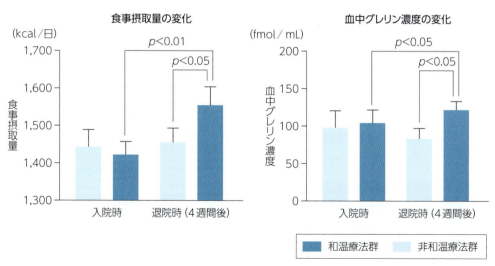

図6 ● 和温療法前後の食事摂取量と血中グレリン濃度の変化 （文献31より引用）

3 — 和温療法の効果発現の機序

　和温療法のCFSとFM患者に対する効果は実証されているが，いずれも病因が不明であることから，効果発現の機序についての証明は難しい。しかし，これまでの研究結果から以下の考察が可能である。

　1．和温療法で用いている遠赤外線は，皮膚から効率良く吸収され体全体を暖める。和温療法では室温が均等に60℃になるように設定されており，80℃以上のヨーロッパ式サウナと比べ熱刺激が少ない。このため，温かく包み込まれるような快適さを体験でき，心身両面に対するリラックス効果がある。その結果，CFSやFM患者に合併する不安や緊張，うつ気分を和らげて，不眠症を改善し，自律神経機能の乱れを調整する。

　また，和温療法を1回実施すると発汗量が100〜500mL認められる。微熱の改善は発汗による体温調節作用によることが示唆される。

　2．和温療法を1回実施することで深部体温は約1.0〜1.2℃上昇し，これに伴い全身の動脈・静脈の拡張と心臓に対する前・後負荷の軽減によって心不全患者の心拍出量は1.5倍増加することが判明している[11]。心機能が正常であれば心拍出量の増加はさらに大きい。CFS患者では低心拍出量が疲労や記憶力・集中力の低下につながっているとの報告もあり[32]，和温療法による心拍出量の増加がCFS患者の症状改善に寄与していることが示唆される。

　3．脳機能の面からも，CFSの病因について多くの研究報告がある。遷延化する強い疲労の原因のひとつとして脳機能の異常が考えられてきた。Munemotoらは，和温療法により疲労が有意に改善したCFS 11例に対して和温療法の前と終了後の脳血流の変化をsingle-photon emission computed tomography (SPECT) で調べた (図7)[33]。この研究では，前頭前野，前頭眼窩域および右側頭葉の脳血流量が有意に増加し，これらの部位の機能障害と遷延化する強い疲労感との関連が示唆された。

　以上の臨床報告は，和温療法では脳血流量が増加し，その結果，認知機能も改善し疲労が軽減することが推測され，和温療法の脳機能改善の効果が示唆される[33]。

　4．温熱療法は痛みの軽減や循環動態の改善に効果があり，代謝を活性化させることは古くから経験的に知られている。痛みの軽減理由として，第一に，緊張性筋収縮により起こる筋肉のspasmが温熱により軽減し，痛みが緩和され，pain-spasm-pain cycleの悪循環が断ち切れる。第二に，全身を包み込む穏やかな温かさが知覚神経終末に作用して鎮痛効果を発揮する[34]。

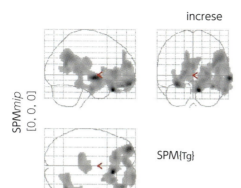
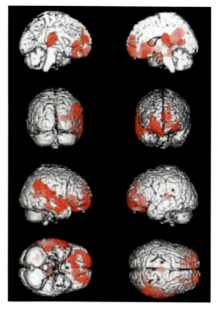

図7 ● 和温療法(4週間)前後の脳血流量の変化

(文献33より引用)

5. 酸化ストレスの程度がCFS患者の症状と関連しているという報告も多い[35]。8-epi-prostaglandin-$F_2\alpha$やhydroperoxideは酸化ストレスの指標とされているが，Masudaらは，虚血性心疾患のリスクファクターを有する患者において和温療法後に8-epi-prostaglandin-$F_2\alpha$の尿中レベルが有意に減少することを報告し[36]，Fujitaらは，心不全患者においてhydroperoxideの血中濃度が有意に減少することを報告した[10]。酸化ストレス低減もCFSの疲労を主とする症状を軽減する機序のひとつであることが示唆される。

CFS患者の痛みもまた，酸化ストレスと関係していることが考えられている[35]。痛みでは感覚神経終末の侵害受容器としてのtransient receptor potential (TRP) channelsのfamilyであるTRP vanilloid receptor 1 (TRPV1) が重要な働きをしている。酸化ストレス下では，正常体温以下でも活性化して痛みを生じさせると推測される[37, 38]。和温療法により，疲労と同様に酸化ストレスを軽減することで，TRPV1を抑制して痛みを軽減することが考えられる。

4 ── 和温療法を実施するにあたっての留意点

1) 和温療法の適用

和温療法は，罹病期間の短いCFS患者から，多施設受診を繰り返して罹病期間の長い遷延化したCFS患者まで適用可能である。重症度については軽症から

重症まで幅広く実施できる。特に重症度が高く，ほとんど自宅で寝たきり状態の患者にも応用できる利点がある。また，安全性も高く，これまで和温療法を実施した数多くの症例で有害な副作用がみられたことはない。

感染症の急性期や炎症反応が高い発熱例，温泉や入浴・サウナが苦手な例，閉所恐怖症やパニック発作，不潔恐怖症，悪化しているアトピー性皮膚炎の患者は禁忌である。片頭痛のある患者では，和温療法が片頭痛を悪化させる可能性もあり慎重な実施が望まれる[32]。

2) 初回と実施前後の確認事項

安全に実施するため，初回の実施前には必ず理学的所見，心電図検査を実施して循環器系の評価や感染症や炎症の有無を確認する。

また，実施前後には毎回，問診，体重測定，血圧，脈拍などの医学的検査を行う。和温療法実施後は脱水予防のため，発汗に伴う体重減少分の水分補給を行う。

3) 入院治療か外来治療かの判断

入院による和温療法の適用は，PS6以上の症例，患者自ら入院を希望する場合，学校や職場に早期復帰を希望する症例，病気（病態）を受け入れて和温療法への動機づけができた症例，入院環境に適応できるケース，精神疾患（躁うつ病，統合失調症，パーソナリティ障害，転換性障害など）が併存していないケースが挙げられる。

外来治療では，和温療法の実施は1週間に1～3回，場合によっては2週間に1回と頻度が少ないこともある。入院治療では集中的に和温療法を実施できるので効果発現は早いが，外来治療でも実施回数が増えると効果は認められる。

図8は，外来で実施した罹病期間4年，PS8と遷延化した重症の慢性疲労症候群の17歳の男性症例である。2週間に1回程度の和温療法から始まり，4年間の和温療法を行った。累積和温回数が20回を超える頃にPSは3となり，さらに回数を重ねるとPS1となり，和温療法からも離脱して社会復帰できた。このように，外来治療でも時間はかかるが，和温療法の効果は回数に応じて発現することが期待できる。

4) 入院治療患者への対応

入院当初は疲労感や痛みが強いため，和温療法以外はベッド上安静が主となる。特に行動の制限は行わない。患者に対しては，受容的・支持的な対応を行う。

治療が進んで疲労や痛みが軽減するにつれ，徐々に動けるようになるが，焦って無理な運動をすると疲労が強くなることがある。よって，段階的に運動量を漸

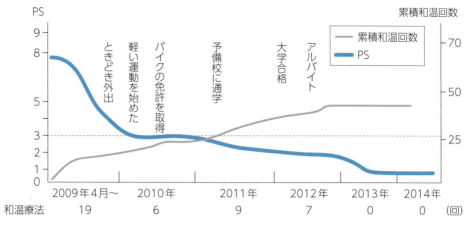

図8 ● 外来での和温療法による治療経過

増する方法が望ましい。逆に，疲労が強くなることを恐れて過度に安静にするタイプの患者には，少しずつ運動を促し，疲労が悪化しないことを自覚させる場合もある。

5）和温療法の実施回数について

これまでの経験から20回の和温療法にて症状が軽減してくる症例が多い。和温療法の終了は，社会復帰可能な状態になるまで実施するのが理想であるが，個別の検討が必要である。20回の治療で改善が不十分でも，諦めずに回数を重ねることで十分な治療効果も期待できる。

6）和温療法との併用療法

和温療法中は，薬物療法も併用する。うつ状態に対しては選択的セロトニン再取り込み阻害薬（selective serotonin reuptake inhibitor；SSRI）などの抗うつ薬，不眠に対しては睡眠薬，精神的に混乱の強い場合は非定型抗精神病薬や抗不安薬など，疲労に対しては補中益気湯などの漢方薬，ビタミンCなどの各種ビタミン剤，痛みに対してはセロトニン・ノルアドレナリン再取り込み阻害薬（serotonin noradrenaline reuptake inhibitor；SNRI）などの抗うつ薬や鎮痛薬などを症例に応じて投与する。

難治性のCFS患者やFM患者は，心理・社会的ストレスを抱えていることが多く，生育歴で種々の逆境体験を抱えていることが多い。そして，受け入れがたい怒りと攻撃性を持ち自己評価も低い。よって，心理社会的側面からの支援としてカウンセリングの併用も重要である。

5 ── 和温療法の今後の展開

　和温療法は疲労と痛みの軽減効果以外に睡眠の改善と食欲の増進作用がある。また，脳血流量を増加させる作用もあり，高齢化社会の到来とともに増えている認知症，体重減少と易疲労感，身体活動量の低下などがみられるフレイルの治療にも応用できる可能性が大きい。

　最後に，ある患者の治療後の感想文を記載する。

ある患者（24歳，女性）の治療終了時の感想

　人前できつそうにしている自分を見せたくない私は，あるとき，お風呂に入ろうとして服を脱いでいる途中に力つきて裸でお風呂の前に寝ていたこともあった。疲れて皆と同じことができず，くやしさと体のきつさが悲しかった。内科や循環器科，心療内科などあちこち病院に行ったが，何も問題なく納得のいく答えはなかった。

　仕事に就いたが，家に帰ると立つのもやっとで這いつくばって移動した。自分の性格と甘さがいけないと思い，自分を否定し続けた。そんなとき，ネットで同じ症状の人がいることを知った。それは**慢性疲労症候群**という病気だった。初めて私の体のだるさは自分の甘えではなく，病気によるものだ，私はがんばらなくていいんだと思った。

　クリニックを受診してから3週間の間に服薬と2回の和温療法を受けたら，それまで5人くらいおんぶしていたような体のだるさが，1人降りてくれた感じがした。その後，入院して和温療法を続けたところ18日目頃からだるさがとれて動けるようになった。

　約2カ月入院して仕事に復帰できたときは今までのつらかった感情が喜びで消えていたことに気づいた。もし，同じ症状で悩んでいる人がいたら1人で悩まず，すぐに病院に行ってほしい。

●文献

1) Tei C, et al：Acute hemodynamic improvement by thermal vasodilation in congestive heart failure. Circulation. 1995；91(10)：2582-90.
2) Tei C：Waon therapy：soothing warmth therapy. J Cardiol. 2007；49(6)：301-4.
3) Tei C, et al：Thermal vasodilation as a treatment of congestive heart failure：a novel approach. J Cardiol. 1996；27(1)：29-30.
4) Kihara T, et al：Repeated sauna treatment improves vascular endothelial and cardiac function in patients with chronic heart failure. J Am Coll Cardiol. 2002；39(5)：754-9.
5) Ikeda Y, et al：Effect of repeated sauna therapy on survival in TO-2 cardiomyopathic hamsters with heart failure. Am J Cardiol. 2002；90(3)：343-5.

6) Kihara T, et al:Effects of repeated sauna treatment on ventricular arrhythmias in patients with chronic heart failure. Circ J. 2004;68(12):1146-51.

7) Miyata M, et al:Beneficial effects of Waon therapy on patients with chronic heart failure:results of a prospective multicenter study. J Cardiol. 2008;52(2):79-85.

8) Basford JR, et al:Safety, acceptance, and physiologic effects of sauna bathing in people with chronic heart failure:a pilot report. Arch Phys Med Rehabil. 2009;90(1):173-7.

9) Kihara T, et al:Waon therapy improves the prognosis of patients with chronic heart failure. J Cardiol. 2009;53(2):214-8.

10) Fujita S, et al:Effect of Waon therapy on oxidative stress in chronic heart failure. Circ J. 2011;75(2):348-56.

11) Kuwahata S, et al:Improvement of autonomic nervous activity by Waon therapy in patients with chronic heart failure. J Cardiol. 2011;57(1):100-6.

12) Ohori T, et al:Effect of repeated sauna treatment on exercise tolerance and endothelial function in patients with chronic heart failure. AmJ Cardiol. 2012; 109(1):100-4.

13) Sobajima M, et al:Waon therapy improves quality of life as well as cardiac function and exercise capacity in patients with chronic heart failure. Inter Heart J. 56(2):203-8.

14) Tei C, et al:Waon Therapy for Managing Chronic Heart Failure -Results From a Multicenter Prospective Randomized WAON-CHF Study. Circ J. 2016;80(4):827-34.

15) Ichiki T, et al:Neurohumoral Modulation During Waon Therapy in Chronic Heart Failure -Subanalysis of Waon-CHF Study. Circ J. 2017;81(5):709-16.

16) Ikeda Y, et al:Repeated thermal therapy upregulates arterial endothelial nitric oxide synthase expression in Syrian golden hamsters. Jpn Circ J. 2001;65(5):434-8.

17) Ikeda Y, et al:Repeated sauna therapy increases arterial endothelial nitric oxide synthase expression and nitric oxide production in cardiomyopathic hamsters. Circ J. 2005;69(6):722-9.

18) Akasaki Y, et al:Repeated thermal therapy up-regulates endothelial nitric oxide synthase and augments angiogenesis in a mouse model of hindlimb ischemia. Circ J. 2006;70(4):463-70.

19) Miyauchi T, et al:Waon therapy upregulates Hsp90 and leads to angiogenesis through the Akt-endothelial nitric oxide synthase pathway in mouse hindlimb ischemia. Circ J. 2012;76(7):1712-21.

20) Umehara M, et al:Repeated Waon therapy improves pulmonary hypertension during exercise in patients with severe chronic obstructive pulmonary disease. J Cardiol. 2008;51(2):106-13.

21) Tei C, et al:Waon therapy improves peripheral arterial disease. J Am Coll Cardiol. 2007;50(22):2169-71.

22) Tei C, et al:Remarkable efficacy of thermal therapy for Sjögren syndrome. J Cardiol. 2007;49(5):217-9.

23) Prins JB, et al:Chronic fatigue syndrome. Lancet. 2006;367(9507):346-55.

24) Whiting P, et al:Interventions for the treatment and management of chronic fatigue syndrome:a systematic review. JAMA. 2001;286(11):1360-8.

25) Masuda A, et al:The effects of repeated thermal therapy for two patients with chronic fatigue syndrome. J Psychosom Res. 2005;58(4):383-7.

26) Soejima Y, et al:Effects of Waon therapy on chronic fatigue syndrome:a pilot study. Intern Med. 2015;54(3):333-8.

27) Amano K:Waon therapy for myalgic encephalomyelitis/chronic fatigue syndrome. 39th world congress of ISMH (Symposium). 2014.

28) Masuda A, et al:A new treatment:thermal therapy for chronic fatigue syndrome. Nihon Rinsho. 2007;65(6):1093-8.

29) Masuda A, et al:The effects of repeated thermal therapy for patients with chronic pain. Psychother Psychosom. 2005;74(5):288-94.

30) Matsushita K, et al:Efficacy of waon therapy for fibromyalgia. Inter Med. 2008;47(6):1473-6.

31) Masuda A, et al:Repeated thermal therapy diminishes appetite loss and subjective complaints in mildly depressed patients. Psychosom Med. 2005;67(4):643-7.

32) Peckerman A, et al:Abnormal impedance cardiography predicts symptom severity in chronic fatigue syndrome. Am J Med Sci. 2003;326(2):55-60.

33) Munemoto T, et al:Increase in the Regional Cerebral Blood Flow following Waon Therapy in Patients with Chronic Fatigue Syndrome:A Pilot Study. Intern Med. 2017;56(14):1817-24.

34) Fischer E, et al:Physiological responses to heat and cold. Therapeutic Heat and Cold. Elizabeth Licht:2nd Revisededition. 1965, p126-69.

35) Vecchiet J, et al:Relationship between musculoskeletal symptoms and blood markers of oxidative stress in patients with chronic fatigue syndrome. Neurosci Lett. 2003;335(3):151-4.

36) Masuda A, et al:Repeated sauna therapy reduces urinary 8-epi-prostaglandin F(2alpha). Jpn Heart J. 2004;45(2):297-303.

37) Vay L, et al:The thermo-TRP ion channel family:properties and therapeutic implications. Br J Pharmacol. 2012;165(4):787-801.

38) Premkumar LS, et al:Induction of vanilloid receptor channel activity by protein kinase C. Nature. 2000;408(6815):985-90.

13

サプリメント投与

福田早苗

1 — CFSにおけるCoQ10試験

慢性疲労症候群（CFS）患者での血中coenzyme（CoQ10）量の低下が報告されている。CoQ10は，ミトコンドリア呼吸鎖における重要な物質のひとつであるが，酸化ストレスなどからミトコンドリアへのダメージを防ぐなど強い抗酸化物質であると考えられている[1]。CoQ10の投与は，CFS患者の症状の緩和につながるとの報告が認められる[2]。

2010〜2011年にかけて，CFS患者20名に対してCoQ10の8週間のオープン試験を実施した[2, 3]。この際使用したのは，還元型CoQ10（カネカ）である。その結果，血液中の還元型CoQ10量の上昇とうつ得点が負の相関を示し，また，認知課題の結果の回復と関連が認められた。この結果から，血液中の還元型CoQ10量が上昇するに伴いCFS患者の症状の一部が改善する可能性が示唆された。

そこで，ランダム化比較試験（randomized controlled trial；RCT）を実施することとし，目標症例数を40例として試験を実施した。結果，リクルートおよび同意数は43例で，そのうち割り付け前に同意撤回した対象が5例，割り付け後に中止した例が4例であった。また，摂取後に中止した事例が2例あった。割り付け方法はブロック化・層別割り付けであり，精神疾患の併発状況および男女で層別化し，年齢は考慮するにとどめ割り付けを実施した。還元型CoQ10が21例，プラセボが22例割り付けられ，最終的に還元型CoQ10群17例，プラセボ14名が解析対象となった。摂取前の状況に両群の年齢，男女比，平均の疲労得点，重症度に差は認められなかった。介入前後および群によって，単純計算課題*1の回答数，アクチグラフ（サニタ商事）で測定した中途覚醒回数などに差が認められた。

＊1：単純計算課題：1桁の数字を加算するタスク。5分間でパソコン画面に現れた数字を加算し，数字キーを押す。2桁の場合は，下1桁の数字に該当するキーを押す。

2 ── 国内外のサプリメント使用の文献

1) 文献抽出方法

　　国内外のME/CFS患者に対するサプリメント使用例を医学中央雑誌，PubMedにて検索した（アクセス日：2017年8月22日）。臨床試験と症例報告の双方を対象にした。症例報告も入れた理由は，より幅広い使用について報告するためである。臨床試験の多くは認知行動療法の結果であった。そこで，認知行動療法を除いて投与（administration, supplementation, intake）のキーワードで検索を行ったところ，117件の文献が選択された。

　　その中から，ME/CFSを対象としていない研究，薬剤投与を対象とした研究，ヨガや運動療法，鍼灸などの研究を除いた研究が，5件報告されていた。ただ，注意して頂きたいのは，これらのエビデンスレベルは今のところ高いとは言えず，また複数機関からの報告があるというものもほとんど認められない。したがって，このような研究の報告があるという参考程度であることを最初にお断りしておく。

　　報告が認められたのは，　マルチビタミン[4]，CoQ10＋nicotinamide adenine dinucleotide (NADH)[5]，guanidinoatcetic acid（グアニジノ酢酸）[6]，quercus robur抽出物[7]，high cocoa polyphenol rich chocolate[8]の投与結果である。研究方法や対象人数，また指標も異なるので，それぞれの研究事例を簡単に紹介する。

2) 研究事例

①マルチビタミン

　　2カ月間女性のCFS患者38名が摂取し，superoxide dismutase (SOD) 活性値の上昇や，疲労得点の低下が認められたが，生活の質（quality of life；QOL）には変化がなかったと報告している[4]。マルチビタミンにはビタミンB_6，A，D，E，C，B_1，B_2などの様々なビタミンのほか，マグネシウムやカルシウムなどミネラルも含まれていた。

②CoQ10＋NADH

　　プラセボを対照とするRCT二重盲検試験において[5]，8週間CFS患者73名に投与した結果，血液中のNADH値，CoQ10値ともに上昇し，そのほかadenosine triphosphate (ATP)やクエン酸値も上昇したと報告されているが，明確な症状の改善についての記載は認められなかった。

③グアニジノ酢酸

　　プラセボを対照とするクロスオーバーのRCT試験において，女性のCFS患者

21名で摂取した結果，筋肉中のクレアチニンや筋の強さが上昇したと報告されている[6]。

④quercus robur

ヨーロッパナラのことであるが，この抽出物がエネルギーを上昇させ，慢性疲労の回復に効果があると考えられており，CFS患者38名と対照群42名に投与したところ，両群で疲労症状の回復と酸化ストレス値の改善が認められたという予備研究を報告している[7]。

⑤高ポリフェノールチョコレート

低ポリフェノールチョコレートを対照とし，CFS患者10名にクロスオーバーのRCT二重盲検試験を行った結果，高ポリフェノールの群で疲労得点が回復したが，低ポリフェノール群でも回復していた。うつと不安の得点だけが高ポリフェノール群で回復していた[8]。

3) サプリメント使用の研究報告総括

上記に挙げた研究事例は，CoQ10＋NADHを除くといずれも報告が他に認められない。また，測定した指標の中で認められた改善が限定的であるものや，疲労症状の改善につながっていないものが多い。また，マルチビタミン[6]，quercus robur抽出物[7]は，RCTではない。このほか，ここでは紹介していないが，学会抄録にはさらにたくさんの検討の報告がある。今後は，これらの中から複数施設で報告例が認められるものや，予備検討からRCTに進んだ結果の報告例が認められるものが出てくる可能性もないとは言えないので，情報の更新を行っていく必要があると考えられる。

●文献

1) Quinzii CM, et al:Respiratory chain dysfunction and oxidative stress correlate with severity of primary CoQ10 deficiency. FASEB J. 2008;22(6):1874-85.

2) Mizuno K, et al:Antifatigue effects of coenzyme Q10 during physical fatigue. Nutrition. 2008;24(4):293-9.

3) Fukuda S, et al:Ubiquinol-10 supplementation improves autonomic nervous function and cognitive function in chronic fatigue syndrome. BioFactors. 2016;42(4):431-40.

4) Maric D, et al: Multivitamin mineral supplementation in patients with chronic fatigue syndrome. Med Sci Monit. 2014;20:47-53.

5) Castro-Marrero J, et al Does oral coenzyme Q10 plus NADH supplementation improve fatigue and biochemical parameters in chronic fatigue syndrome? Antioxid Redox Signal. 2015;22(8):679-85.

6) Ostijic SM, et al:Suuplementation with Guanidinoacetic Acid in Women with Chronic Fatigue Syndrome. Nutrients. 2016;8(2):72.

7) Belcaro G, et al:Robuvit® (Quercus robur extract) supplementation in subjects with chronic fatigue syndrome and increased oxidative stress. A pilot registry study. J Neurosurg Sci. 2015;59(2):105-17.

8) Sathyapalan T, et al:High cocoa polyphenol rich chocolate may reduce the burden of the symptoms in chronic fatigue syndrome. Nutr J. 2010;9:55.

14

ヨガ併用療法

岡　孝和

1── ヨガ併用による効果

　現在，筋痛性脳脊髄炎/慢性疲労症候群（ME/CFS）に対する治療法として薬物療法，心理療法，運動療法が試みられている。しかしながら，これらの治療法を駆使しても，十分な改善が得られない患者は少なくない。筆者らは，このようなME/CFS患者に対して，ヨガ（坐位で行うアイソメトリックヨガプログラム）を併用すると，併用しない群よりも疲労感が改善することをランダム化比較試験（randomized controlled trial；RCT）で明らかにした[1]。その後，1日のほとんどをベッド上で横になって過ごさなければならない，より重症のME/CFS患者でも練習できるプログラム（臥位で行うアイソメトリックヨガプログラム）を作成した[2]。

　現在，ヨガはME/CFS患者の自助方法のひとつとして取り上げられている[3]が，その効果を多数例で検討した報告は，国内外を問わず，筆者らの臨床研究のみである。そこで本項では，筆者がME/CFS患者に対してヨガを導入するに至った学問的背景，研究に用いたアイソメトリックヨガの詳細と特徴，臨床効果に関するエビデンス，ヨガを導入する時期や注意点について解説する。

2── 筆者が行っている通常治療

　筆者が一連の研究で明らかにしたのは，通常治療にヨガを併用すると，通常治療単独よりも疲労感が軽減するということである。そこで，まず筆者の行っている通常治療の概略を図1に示す。筆者は，ME/CFSの診断が確定している場合，初診時にその重症度と，疲労以外の随伴症状，疲労時に患者がとっている対処行動を評価している。そして，それに応じて環境調整，薬物療法，生活指導（刺激

初診時：病態と重症度評価	質問シートを用いた評価：疲労や痛み，認知機能障害を
・重症度（performance status） ・随伴症状（微熱など） ・併存症（線維筋痛症，うつなど） ・疲労時の対処行動	増強，遷延化，回復を阻害している（意識化できていない）生活習慣，認知，行動パターンの把握

↓

外来治療	記憶障害があるので，生活上の注意点はすべてプリントにして渡す。 記録シートによる確認。
・環境調整（職場，学校など） ・薬物療法 ・生活指導（簡易な認知行動面の治療） 　＋アイソメトリックヨガ	・休息，運動に関する認知行動修正 ・ゆっくり，ゆったり行動することの肯定的理解と習慣化 ・脳のアイドリングを最小限にする ・疲労増悪の閾値に気づき，post-exertional malaiseを防ぐ ・自尊心を高める ・疲労，疼痛，破局化，不安を軽減し，リラクセーション反応を促進する手法の取得

図1 ● 筆者がアイソメトリックヨガを導入する前に行っている通常治療

統制，ペーシングに関する指導：疲労を増悪するような考え方や活動の修正，休息と活動のバランスの取り方の指導，リラクセーション法の指導など）を進めていく。その際，ME/CFS患者は記憶力低下をきたしていることが多いため，指導の要点は，**表1**のようなプリントにして配布している（詳細は**文献4**参照）。ヨガはこのような治療を一定期間行っても十分改善しない場合に導入している。

3 ── なぜヨガに注目したのか

　筆者がヨガに注目した理由を以下に述べる。まず，筆者は大学生の頃よりヨガを習っており，ヨガの疲労軽減効果を実感していた。このような個人的経験に加えて，ヨガががん患者，特に乳がん患者の疲労に対して有効であるという複数のRCTがある。またヨガは，不安感，抑うつ気分，認知機能を改善すると同時に，ストレスマーカーを改善（コルチゾール値の低下，ないし日内リズム失調の改善，交感神経機能の抑制と副交感神経機能の亢進）し，血中の炎症マーカー〔高感度C-reactive protein（CRP），炎症性サイトカイン，nuclear factor-kappa B（NF-κB）など〕や酸化ストレスマーカーを低下させ，抗酸化マーカーを増加させることが明らかになってきた[5]。これらの作用は，ME/CFS患者にとっても有益なものであろう。

表1 ●　筆者が外来患者に配布しているプリントの一例

病状と治療段階に応じて渡すプリントは異なるが，このプリントはPS3〜7の患者に対して初診時に配布することが多い。患者が実行することが難しいと感じる点について，診療場面で話し合い，解決するようにしている。

【1】ME／CFSマスター初級編　　　　　　医師説明（　月　日）→あなたの既読（　月　日）

日常生活について，以下のことを注意して下さい。この中で実行することが難しいことがあれば，担当医と相談して解決して下さい。

1) 環境を整える。

(1) 外部からの刺激を最小限にする：脳の疲労を防ぐため，外部からの刺激を少なくしましょう。テレビ，ゲーム，スマホ，インターネットは控えます。特に横になっているときや夜は控えましょう。

(2) 周囲の理解と協力を得る：特に家庭が，口論や争い，気がね，緊張，無理解の場でなく，休息，理解，そしてなぐさめの場になることが大切です。

2) リズムを整える。

(1) 昼夜のリズムを整える：昼間は少しずつ動く，夜は休息する，そして眠る。
　これが難しい人は担当医と相談して下さい。夜のほうが楽でも，夜中に脳を使うことは慎むように。午後8時の体温が，午後4時の体温よりも上がらない生活をして下さい。

(2) 夕食は午後7時までにすませる：そうすると夜，内臓も休むことができます。

3) 考え方と行動を整える。

(1) 今の閾値（いきち，これをやったら数日寝込んでしまうという限界）を知り，閾値の範囲内で生活する。

(2) 生活や価値観を社会モード（きりの良いところまで，疲れているけど悪いからなど，疲労を感じていても目標の達成や周囲の期待に応える，迷惑をかけないことに高い優先順位を置く）から体感モード（疲れはじめた，集中力がとぎれはじめたなどの体の声に従って休息する生活に高い優先順位を置く）に切り替える。

(3) 日常生活のペース（話し方，考え方，歩き方，食べ方，不安や怒り，落ち込みなども）をゆっくり，ゆったりにする。

(4) 「疲れたら休もう」ではなく，「疲れる前に休む」ようにする。常に疲労感があるときには，「疲労感が今よりひどくなる前に休む」よう心がける。

(5) 体調の悪い日はじたばたしない。良い日の活動量も体力の70％くらいにおさえる。

(6) 複数のことを一度にやろうとしない。ひとつひとつ解決していく。

(7) 脳のアイドリング（休んでいるときも考えごとをしている）を最小限にする。

(8) 脳は安静にして，体は毎日，少しずつ動かす。

(9) ゆっくり起き上がる，ゆっくり立ち上がる。

(10) メモ帳を持ち歩く。覚えておこうとしない。覚えるべきことは書きとめる。

(11) 自分なりの感覚過敏対策をする。ただし周囲の人に奇異に思われない仕方。

(12) エネルギー（元気）の貯金をするという考え方を持ちましょう。

4) あなたの中の主治医を育てる。

あなたをよく観察する，賢く休息を取る，体力を配分する，励まし支えることのできる，あなたの主治医を，自分自身の中に育てていくようにします。病院にいるあなたの担当医は，その主治医に対して，より専門的なアドバイスをする指導医です。指導医のアドバイスを，今のあなたの体力と生活の中で，どう工夫すればよいかを一番知っているのは，あなたの中の主治医です。指導医と，あなたの中の主治医と相談しながら，無理のない方法を工夫し，実行していきましょう。

ただ，これらの研究で用いられているヨガプログラムは，それぞれの施設がそれぞれの疾患用に作成したものであり，医療用ヨガとして統一されたものがあるわけではない。そこで筆者は，ME/CFSという病気の特性を考慮したヨガプログラムを作成することが先決であり，それが実現すれば，ME/CFS患者に対するヨガの疲労軽減効果の評価，治療法としての適応と限界を明らかにできるのではないかと考えた。

4 — ME/CFS患者用ヨガプログラムの作成にあたって注意した点

筆者はME/CFS患者用ヨガプログラムを作成するにあたり，安全で病状を悪化させないことと，他の治療法に親和性があることを重視した。具体的には以下の7点である。

①post-exertional malaiseを生じない。そのため，患者自身が筋肉への負荷を調整できる
②疼痛を増悪させない。そのため，強いストレッチを避ける
③起立不耐症の者が多いので，立位のポーズは避ける
④集中力・記憶力が障害されている者が多いので，簡単なプログラムで，分割できる
⑤病状を増悪させる認知行動パターンを修正するための心理療法として機能する
⑥デコンディショニングを改善するための運動療法として機能する
⑦臥位のプログラムでは長期臥床に伴う脊柱起立筋の静的疲労を改善する

5 — アイソメトリックヨガの内容と特徴

以上のような観点から，ヨガ指導者と一緒に様々なヨガの方法を検討した結果，アイソメトリックヨガを採用することとした。アイソメトリックヨガは，身体に注意を向け，呼吸と動作を一致させ，ゆっくりと動作する点では通常のヨガのポーズ（ヨガアーサナ）の方法と共通するが，以下の4点で大きく異なっている。

①高度な柔軟性とバランス感覚を必要としない
②曲げる，伸ばす，ねじるなどの動作は生理的可動域の範囲内で行い，その状態でアイソメトリック負荷をかけたあとにゆっくり弛緩する

③呼吸をより意識できるよう声を出しながら行う

④アイソメトリック負荷は，負荷後にpost-isometric relaxation，つまり負荷前より筋肉が弛緩するという性質を持つ

この特徴ゆえに，ME/CFS患者は，疲労感や痛みが強かったり，集中力が低下したりした状態でも安全に行うことができ，長い呼吸と筋弛緩が得られやすい。

1）坐位で行うアイソメトリックヨガ（約20分のプログラム：図2）

このプログラムは，日本ヨーガ療法学会のアンチエイジングヨガ（坐位編）をもとにしており，3つのパートから構成されている。

1. 自然呼吸の意識化

腹，次に両胸に掌を当て，自発呼吸を感じる（内受容感覚に注意を向ける）。

2. アイソメトリック負荷

①両腕を後ろに回し，肩，腕，指に力を入れる（線維筋痛症を合併している患者では，しばしば省略）

②両掌の押し合い

③両掌の引き合い

④下肢をクロスし，踵と足首の前面の押し合い

⑤両手は内向きに，両膝は外向きに力を入れ押し合い

⑥体を捻りながら，右手と側頭部，左手と膝で押し合い（左右）

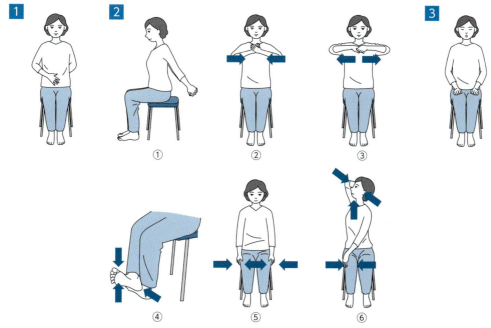

図2 ● ME/CFS患者のための坐位で行うアイソメトリックヨガプログラム

（文献1をもとに作成）

3. 腹式呼吸
　　　練習がうまくいくと，呼吸は自然に深く，長く，整った，呼気の長い腹式呼吸になるので，その呼吸を続ける。

2) 臥位で行うアイソメトリックヨガ（20〜30分のプログラム：図3）
　　1. 寝た状態での自然呼吸の意識化，腰の反りの修正
　　2. アイソメトリック負荷
　　　①後頸部と掌の押し合い
　　　②側頭部と掌の押し合い

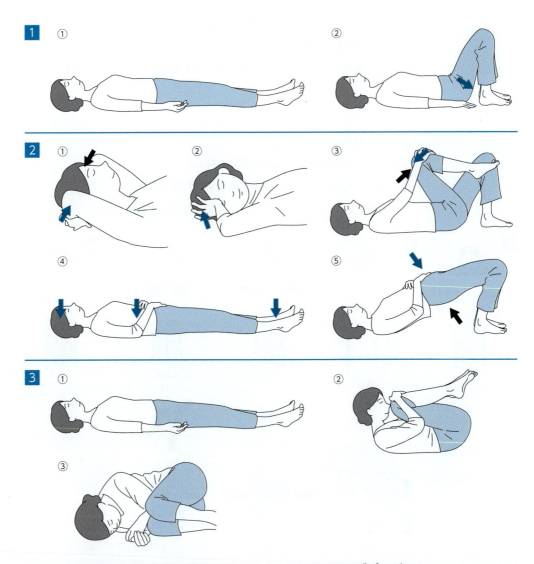

図3 ● ME/CFS患者のための臥位で行うアイソメトリックヨガプログラム

(文献2をもとに作成)

③膝の押しだしと，両手の引き合い（左右）

④両踵，両肘，頭とマットの押し合い

⑤腰を持ち上げた状態での腰と両掌の押し合い

3. 深いくつろぎ

①屍のポーズ

②胎児のポーズ

③側臥位でのくつろぎ

3) アイソメトリック負荷のポイント

①最大筋力の約30～50％の力で行う

②呼気で行い，吸気とともに力を抜いたあとは，呼気とともに負荷前の姿勢にゆっくりと戻す（反動で戻さない）

③個人の呼吸の状態に応じて，3～10秒かけて行い，同じ時間をかけてゆっくり力を抜く（個人の体調に合わせる）

④各動作は数回ずつ行い，たとえば3回のときは，最初の2回は有音（声を出す）で，最後の1回は無音（声に出さない）で行う

アイソメトリック負荷をかけるときは筋緊張と交感神経活動が亢進するが，ゆっくりと最初の姿勢に戻るときには，力を入れていた部分の筋弛緩と血流増加が生じるため，その部分がゆるんで暖かくなる。さらに，負荷前よりも可動域が拡大していることがわかる。そのためこの練習は，ポーズをつくるときよりも，ポーズから最初の姿勢に戻すときと，そのあとのくつろぎがより重要であることを説明しておく。

また，治療者はヨガの練習を通して得られた気づきを日常生活に反映できるよう援助することが重要である。

6 ── ME/CFSに対するアイソメトリックヨガの臨床効果

1) 坐位で行うアイソメトリックヨガ

通常治療を6カ月以上行っても十分に改善しなかった20～70歳のME/CFS患者において，30分間以上坐位を保つことができる者30名を2群にわけ，通常治療群（15名）は，これまでの治療をさらに2カ月間継続した。ヨガ併用群（15名）は，通常治療に加えて，2カ月間，外来受診時にヨガ指導者から坐位のアイソメトリックヨガの指導を受け，他の日はDVDを用いて自宅で練習した。

①長期効果

2カ月後のChalder疲労スケール得点は，ヨガ併用群のほうが通常治療群よりも有意に低下した（$p < 0.01$）。また，ヨガ併用群の生活の質の変化をshort form 8（SF-8）health surveyを用いて比較したところ，2カ月後，体の痛み，全体的健康感，身体的健康サマリースコアが有意に改善した。

②短期効果

介入期間最終日，20分のヨガの練習前後でprofile of mood states（POMS）-F（疲労）得点とV（活気）得点を比較したところ，練習後，F得点は有意に低下し，V得点は有意に増加した。

③結論

通常治療を行っても改善の得られないME/CFS患者において，30分以上坐位を保てる者では，ヨガを併用したほうが，より疲労感が軽減し，体の痛みと全体的健康度も改善する。練習に習熟すれば，20分の練習だけでも疲労感が軽減し，活力が増す[1]。

2) 臥位で行うアイソメトリックヨガ

長時間座ったり，坐位のアイソメトリックヨガを練習できなかったりする重症のME/CFS患者でもできる臥位のアイソメトリックヨガプログラムを作成し，実行可能性，安全性，および有用性を評価した。

成人ME/CFS患者12名が，3カ月間，2～4週間ごとにヨガ指導者から臥位のアイソメトリックヨガの指導を受け，他の日は可能な限り自宅で練習した。6名（group 1）は疲労感が強いため坐位のヨガプログラムができなかった者，6名（group 2）は以前，坐位のヨガを練習したことのある者である。

①結果

脱落者はいなかった。両群とも1回のヨガ練習後，POMS-F得点は有意に低下し，介入期間後，Chalder疲労スケール得点は有意に低下した。group 2の患者は全員，坐位のプログラムより臥位のプログラムを好んだ。その理由は，臥位のプログラムは坐位のものより体力を使わないので，体調の悪い日でも練習できる，坐位より臥位のほうがよりリラックスできる，臥位の練習はベッド上でもできる，などの理由による。

②結論

坐位のアイソメトリックヨガを練習できないME/CFS患者でも，臥位のアイソメトリックヨガは実施可能で，受け入れられる治療法である[2]。

7 ── アイソメトリックヨガの奏効機序

現時点でME/CFSの機序は明らかではない。そのため，ヨガがME/CFS症状を改善する機序についても推測の域を出ないが，ヨガの抗ストレス作用，交感神経抑制，副交感神経賦活作用，抗炎症作用，酸化ストレス軽減作用などが総合的に作用している可能性がある（図4。詳細は**文献**5を参照）。実際，坐位のアイソメトリックヨガを練習すると，心拍数，血中TNF-α（炎症性サイトカインのひとつ）とコルチゾールは低下し，心拍変動のhigh frequency（高周波成分，副交感神経機能を反映），血中dehydroepiandrosterone sulfate（DHEA-S。抗ストレス作用を持つ。ME/CFS患者で低下）は増加する[6]。

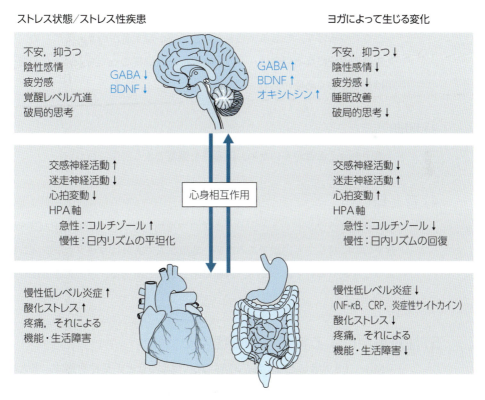

図4 ● ヨガによって生じる変化
GABA：γ-アミノ酪酸，BDNF：脳由来神経栄養因子，HPA：視床下部－下垂体－副腎皮質系，CRP：C反応性蛋白
（文献5より引用改変）

8 —— 指導上の注意点

ME/CFS患者にヨガを指導するときには，次の点に注意する。

1) 医師とヨガ指導者との良好な連携，情報交換

医師はヨガ指導者に対して，ME/CFSについての医学的な説明と，指導上必要な患者情報（痛みがある部位など）や注意点を説明する。

ヨガ指導者は医師に対して，練習中にみられた患者の気づき，難しかった練習内容などについてフィードバックする。

2) 個人指導

患者によって疲労度や精神的緊張度，呼吸の長さなどが異なるため，個人指導が望ましい。筆者は最初，集団療法を行っていたが，患者の中には，「他の人に合わせないといけない」「迷惑をかけてはいけない」という気持ちが強いため，まったくくつろげず，むしろ気疲れから疲労感が増す者がいた。そのため，やむをえず集団療法になる場合は，一人ひとりペースは異なってもよいと，前もって声かけをしておく必要がある。

3) 照明

羞明を訴える者が多いため，明るさを調整できる部屋で行う。

4) 音と匂い

バックグラウンドミュージックやアロマを用いない。多くのME/CFS患者は音や匂いに対しても過敏であるため，健康な人であればリラクセーションを促すような音楽や匂いであっても，苦痛に感じることがある。声の大きさにも気をつける。

5) 注意集中による疲労への配慮

ME/CFS患者にとっては，理解する・覚えるなどの精神活動は，多大なエネルギーを要する。特に初回の指導では，患者はやり方を覚えようとして疲労する可能性が高い。「今回，すべてを覚えなくても大丈夫です。1つずつ覚えていって下さい」などの声かけをする。

9 — 対象と導入の時期，治療全体の中での位置づけ

1) 対象

performance status（PS）7以下の者が望ましい。8および9の場合，線維筋痛症を合併している場合は，特別な配慮が必要である。

2) 導入時期

薬物療法により，なるべく病状が回復した時期。少なくとも，30分間ヨガ指導者の話を聞けるくらいに集中力が回復している時期。PSが8以上の者では，従来の治療により，練習可能な重症度になった時点で導入する。

3) 治療の中での位置づけ

従来の治療法と併用する。ヨガの練習は，ゆっくりとした動作，呼吸を通してリラクセーションを導く，また内受容感覚に注意を向けるため，患者自身の気づきが得られやすい（たとえば，リラックスしているつもりでも，普段の自分はリラックスできていなかった，これくらい当たり前と思っていたが，無理をしていたことがわかった，など）。そのため，ヨガを練習することにより，治癒促進的な認知行動面の気づきが得られやすく，行動修正が定着しやすい。また，ヨガはローインパクトの運動療法，有酸素運動でもある。したがって，認知行動面や運動に関する指導を行ったほうがよい時期に導入すると，より効果的である。

10 — ME/CFS患者にヨガ教室に通うことを勧めるべきか

一般論ではあるが，勧めないほうが無難である。ヨガ教室で行っているヨガは健康な人を前提としているため，健康な人が達成感を感じるヨガの内容は，ME/CFS患者にとっては運動強度が強すぎることが多い。さらに音楽を流しながら，ヨガ指導者がマイクを使って指導するようなヨガ教室では，むしろME/CFS患者の病状を悪化させる可能性がある。

ただし，ME/CFSに関する理解のあるヨガ指導者から，注意深くヨガを指導してもらえる場合は，必ずしも図2，3のプログラムにこだわらなくてもよい。練習後，「疲労感が楽になった。頭の中が静かになった」と感じることができ，翌日，体調が悪化していなければ，そのヨガは合っていると考えてよい。

11 —— アイソメトリックヨガはどこで受けられるか

アイソメトリックヨガという技法は日本ヨーガ療法学会で指導されている方法である。そのため筆者は現在，同学会のヨガ指導者に対してME/CFS患者用のヨガについての講習会を行っている。最も良いのは，その講習会を受けたヨガ指導者から教わることである。講習を受けたヨガ指導者が近くにいるかどうかについては，日本ヨーガ療法学会に問い合わせて頂きたい。

次善の策は，動画を見ながら自習する方法である。筆者は臥位のアイソメトリックヨガプログラムを動画（YouTube）で公開している[7]ので，それを見ながら練習することができる。ただし，動画を見て練習する際には，動画の最初に練習上の注意点を述べているので，必ずそこを読んだ上で練習して頂きたい。また，動画には治療法としての限界もある。「動画の通りに練習しているが，効果がわからない」と訴える患者を観察していると，練習を始めるときの骨盤のポジショニングが正しくない，動画のペースが患者の重症度にマッチしていない，患者が不適切に力を入れて練習している，などの場合が多い。アイソメトリックヨガの練習を有音（声を出しながら）で行う理由のひとつは，不適切な力が入っていることに気づいてもらうためでもある。アー，ウーという声がスムーズに出ない場合は，どこかに無理な力が入っている。診察台の上で本人のやり方を見せてもらい，そのあと正しく行ってもらうと効果を実感できる人がほとんどである。

12 —— ヨガによる治り方

ヨガによる治癒像を，患者の感想を通して紹介する。

> **症例 1** 20歳代，女性。線維筋痛症を合併したME/CFS患者
>
> 看護師として働いていたが，発症後に退職。受診時は，ほぼ終日臥床状態であったため，入院治療を行った（このときのPS8）。退院後，日常生活が可能になり復職したものの，一進一退の状態が続いていたため，ヨガを導入した（PS4）。導入当初は，「ヨガで身体の感覚に意識を向けると身体の痛む部位に注意が向き，痛みを強く感じてつらい」と訴えていたが，練習が進むにつれ，「ヨガの練習中は無心になれて痛みが楽になる。痛みがあっても離れた気持ちで練習できるようになった」「ヨガを練習すると，体がポカポカして軽くなります」「ヨガはとても良いです。身体が楽になり，長く動けるようになりました」と述べるようになった。現在，結婚し，看護師として勤務している（PS1）。

症例2　50歳代，女性。感染後ME／CFS患者

外資系会社で人材育成の仕事をしていた。休職中も復職への焦りが強く，少し体調が良くなると無理をしてしまい，再び寝込むということを繰り返していた。横になっていても頭の中は，どのように体調と向き合えばよいのかわからない不安，将来に対する不安から，まったく休息感が得られなかった (PS8)。無理をする背景には，「女性は常に笑顔でいなければならない」「がんばっていなければ自分には価値がない」という価値観 (自尊感情に関連した認知) が影響している可能性がうかがえた。実際，彼女は「リラックスすると自分が壊れそうで怖い」と述べていた。彼女のような理由から，適切な休息行動が取れないME／CFS患者は少なくない。心理療法とともにヨガを導入すると，初めてリラックスすることが心地良いという体験をすることができた。すると，しだいに自分の体を愛おしく感じると同時に，今の自分には何が無理なのかを理解できるようになり，post-exertional malaise を起こさない範囲での生活を送ることができるようになった。

復職後の手紙には「お陰様で最近は会社を休むことも少なくなり，出張もこなしました。と言っても，まだ残業はまったくしていませんし，土日はグッタリ寝ているという状況ですが，以前と違って疲労とうまく付き合いながら仕事を続けることができています。無理をしない自然体の生き方ができるようになりました」とあり，体調と相談しながら生活できるようになった (PS2〜3)。このような治り方が，アイソメトリックヨガ併用療法の典型例である。

13 — 日常生活に定着させるための指導とは

　アイソメトリックヨガは，通常治療を行っても十分な改善の得られないME／CFSに対する治療法として，従来の治療に併用する形で取り入れる価値がある。その際，ヨガの効果を確実なものとするためには，導入の時期を間違わないこと，心身ともにゆったりできる具体的方法として患者の生活の中に定着すること，ゆったりすることに安心，安全，心地良さを感じ，自尊感情を回復させるような指導であること，ヨガで得られた気づきや効果が日常生活に汎化するよう指導すること，などが重要である。

　本項に関して開示すべき利益相反はない。

　本研究は，日本医療研究開発機構の委託研究開発費，障害者対策総合研究事業

「慢性疲労症候群に対する治療法の開発と治療ガイドラインの作成」および「『統合医療』に係る医療の質向上・科学的根拠収集研究事業」(2015～2017年) の支援によって行われた。

●文献

1) Oka T, et al:Isometric yoga improves the fatigue and pain of patients with chronic fatigue syndrome who are resistant to conventional therapy:a randomized, controlled trial. Biopsychosoc Med. 2014;8(1):27.

2) Oka T, et al:Development of a recumbent isometric yoga program for patients with severe chronic fatigue syndrome/myalgic encephalomyelitis:A pilot study to assess feasibility and efficacy. Biopsychosoc Med. 2017;11:5.

3) Carruthers BM, et al:Myalgic Encephalomyelitis/Chronic Fatigue Syndrome:A Clinical Case Definition and Guidelines for Medical Practitioners An Overview of the Canadian Consensus Document. 2005. (2019年5月閲覧)
[http://www.investinme.org/Documents/PDFdocuments/Canadian_ME_Overview_A4.pdf]

4) 岡　孝和:慢性疲労症候群に対する自律訓練法の有用性と限界. 自律訓練研究. 2015;35(1-2):12-9.

5) 岡　孝和:医療としてのヨガ. 医道の日本. 2017;76(7):84-9.

6) Oka T, et al:Changes in fatigue, autonomic functions, and blood biomarkers due to sitting isometric yoga in patients with chronic fatigue syndrome. Biopsychosoc Med. 2018;12:3.

7) 岡　孝和:慢性疲労症候群 筋痛性脳脊髄炎 ME CFS 患者さんのための臥位で行うアイソメトリックヨガプログラム. YouTube, Takakazu Oka.
[https://www.youtube.com/watch?v=Izp_rQ_EVco]

15

現在進行中の新しい治療法

天野惠子

1── 病態解明とともに進む治療の研究

現在まで，筋痛性脳脊髄炎/慢性疲労症候群（ME/CFS）の診断と治療に関する多くの報告がなされてきたが，いまだ十分確立したと言える状況ではない。

しかし，近年，ME/CFSにおける脳画像，免疫システムなどにおける異常が報告されるようになり，治療に関しても，国内外で実際に有効と思われる報告が相次いでいる。長期的な有効性については今後の報告を待つことになるが，現時点で期待が持てる治療法を本項で取り上げ記載する。

2── 国外で治験が進んでいる免疫療法

1）リツキシマブ（分子標的薬）

①研究報告

2015年2月に米国国立衛生研究所（National Institutes of Health；NIH）から，国立神経疾患・脳卒中研究所が主導して行う多施設研究の詳細が発表された。ウイルス感染が引き金となって感染後ME/CFSを発症し，その結果，免疫介在性脳機能障害が起きるという総体的仮説を立て，免疫機能障害を標的にした治療薬の効果を確かめ，国の承認を得ることをめざしている[1]。

その論拠として，B細胞を枯渇させる抗CD20モノクローナル抗体であるリツキシマブを使用した治療後に，患者に遅発性の臨床効果があったことを示すノルウェーの論文を挙げている。

2009年，Flugeらは，CFS患者3例にリツキシマブを投与することにより，患者1と2においては投与後6週間目より，患者3においては26週目より，CFSのすべての症状において改善が認められ，その状態が各々16週，18週，

44週続き，症状の再燃時に再びリツキシマブを投与したところ1回目同様の改善が認められたと報告した[2]。

その後2011年に，彼らは患者30例において二重盲検方式に基づく同時対照試験を行った結果を報告した。リツキシマブ投与群（リツキシマブ500mg/m^{2}を初回と2週間後に投与）では15例中10例，対照群（生理食塩水を投与）では15例中2例に症状の改善がみられ，リツキシマブ投与群反応例10例における平均経過良好期間は25週（8〜44週）であった[3]。

2015年には，さらにME/CFS29症例に対して行ったオープンラベル研究（第Ⅱ相試験）の結果を報告した。対象者29例に対してリツキシマブ500mg/m^{2}を初回と2週間後に投与し，その後3，6，10，15カ月後に500mg/m^{2}のシングルショットを追加し，36カ月経過観察を行っている。29例中1例はリツキシマブに対するアレルギーにより1回目で脱落。3回目のショットでアレルギー反応を呈した1例に対しては，その後はオファツムマブの点滴に変更している。10カ月目までに効果のみられなかった症例については，その後の追加ショットを中止している（9例）。

最終的に，28例全例が12カ月までは解析可能，27例が24カ月まで解析可能，21例が30カ月まで解析可能，19例が36カ月まで解析可能であった。28例中18例（64％）で症状の改善が認められ，156週にわたる観察期間中，顕著な改善を認めた14例では平均105週目まで効果が継続し，中等度の改善を認めた4例では平均69週目まで効果が継続した。観察終了時（36カ月）に11例がいまだ寛解の状態にあった。顕著な改善を認めた14例の第1回目のリツキシマブ投与から効果発現までの期間は平均26週（8〜66週）であった。リツキシマブ投与による副作用については，アレルギー反応2例，好中球減少症2例，8例で一過性の症状の増悪をみたが，想定外の中毒性副作用は認められなかった[4]。

彼らは結論として，①ME/CFSのサブグループに，リツキシマブによるB細胞枯渇療法により遅延型応答を示す改善を認める症例がある，②B細胞の再生とともに症状の再発がみられる，③男女比は男性1：女性3，④高齢のME/CFS患者においてはB細胞リンパ腫のリスクが高いことなどから，ME/CFSは自己免疫疾患の可能性があるとしている。

②概要

リツキシマブは，CD20抗原を標的とするマウス−ヒトキメラ型モノクローナル抗体である。CD20はB細胞のみに発現する膜蛋白質である。B細胞は必要なときに抗体をつくる役割を果たすため，普段は活性化されていない。必要なときに「B細胞を活性化するためのスイッチ」がCD20であり，B細胞が活発に活動しているときには，CD20が高度に出現している。リツキシマブはB細胞

の表面に出現しているCD20に結合する抗体で、B細胞を特異的に攻撃する。リツキシマブは、国内では2001年に「B細胞性悪性リンパ腫」の治療薬として承認され、2013年には自己免疫性疾患である「多発血管炎性肉芽腫症（旧称：ウェゲナー肉芽腫症）、顕微鏡的多発血管炎」、2014年には、「難治性のネフローゼ症候群」に対して承認されている。海外では「関節リウマチ」の治療薬として10年近くの使用成績があり（日本では適応外使用）、安全な治療薬と考えられている。

③作用機序

　B細胞に対するリツキシマブの作用機序としては、B細胞性悪性リンパ腫における作用機序が明らかにされており（図1）[5]、抗体依存性細胞障害活性と補体依存性細胞障害活性を誘導し、細胞を障害するとされている。抗体依存性細胞障害活性では、リツキシマブがまずB細胞表面のCD20抗原を認識し結合する。リツキシマブの抗原結合部位と反対側にはFcγ領域と呼ばれる部位があり、このFcγ領域がnatural killer（NK）細胞や単球のFcγ受容体に結合する。リツキシマブとNK細胞が結合すると、NK細胞が活性化し、NK細胞はグランザイムやパーフォリンといった細胞障害因子を放出しB細胞を破壊する。

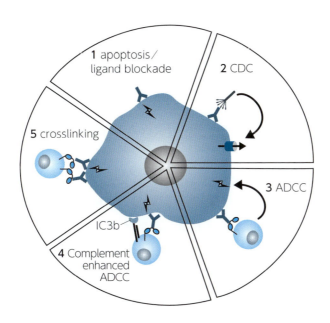

図1 ● リツキシマブの作用機序

1：直接作用によるアポトーシス誘導
2：補体依存性の細胞傷害性活性（complement-mediated cytotoxicity：CDC）
3：NK細胞などのエフェクター細胞の介在する細胞傷害作用（antibody-dependent cell-mediated cytotoxicity：ADCC）
4：エフェクター細胞の補体受容体と結合した補体fragmentはADCC作用を増強する
5：エフェクター細胞のFcγ受容体が架橋プラットフォームとして働き、腫瘍細胞死を誘導する

（文献5より引用）

また，リツキシマブと単球が結合すると単球が活性化し，単球の食作用によってB細胞は単球内に取り込まれ破壊される。

一方，補体依存性細胞障害活性では補体がCD20抗原に結合したリツキシマブと結合すると，補体系と呼ばれる一連の蛋白質が活性化する。補体系の活性化により最終的に膜侵襲複合体と呼ばれる蛋白質がB細胞の細胞膜に穴を開け，細胞を破壊する。

ME/CFSにおけるリツキシマブの作用機序については，いまだ判然としない部分が残されている。Flugeらの2011年の報告では，リツキシマブを投与された15例全例でB細胞数の減少がみられたが，臨床症状の改善が観察された10例と観察されなかった5例の間では，減少のレベルに差を認めていない。また，2015年の報告では，経過観察期間36カ月後にはリツキシマブ投与例全例で末梢血におけるBリンパ球の数が正常レベルに戻っていたにもかかわらず，改善例18例のうち11例でいまだ寛解状態が維持されていた。B細胞数減少レベルと症状の改善がパラレルであるとは言い切れない。また，Flugeらの報告におけるリツキシマブ投与による改善例はほぼ6～7割であり，Bリンパ球の減少がありながら臨床症状の改善がみられない群と改善がみられる群での作用機序に違いがあるのかなど課題はある。しかし，改善例ではほぼすべての症状が改善されるなど，期待される治療法である。

日本においても，2015年より国立精神・神経医療研究センター神経研究所において，本格的な研究が開始されている。

2) 免疫調節作用を持つ二重鎖RNA製剤アンプリジェンの承認

①概要

2016年にampligen（アンプリジェン）がアルゼンチンにて承認された[6]。アンプリジェンは，免疫調節作用を持つ二重鎖RNA製剤として1970年代に合成され，米国Hemispherx Biopharma社が研究用試薬として製造・販売している。アンプリジェンは，Toll様受容体（toll like receptor；TLR）3作動作用を有するため，自然免疫を活性化して，抗原特異的な免疫反応を誘導できると考えられている。そのため，研究開発中のがんワクチンやウイルスワクチンのアジュバントとして研究試薬のアンプリジェンが利用されてきた。

②研究報告

アンプリジェンのME/CFSに対する臨床応用については，2007年にHemispherx Biopharma社からFood and Drug Administration（FDA）に対し新薬としての採用申請が行われたが不調に終わり，2009年，2012年の申請も，安全性には問題ないと思われるが，効果に対するデータが不十分とされ，

承認は保留となった。

現在までに13件の臨床研究がなされており，9件はKarnofsky performance statusが60以下の重症例で行われている。中でも二重盲検，無作為化，プラセボ対照試験であるAMP-502，AMP-502T，AMP-516の3本の研究が治療効果に関する主な研究である。

1994年に報告されたPhase Ⅱ 臨床研究（AMP-502）では，92例（女性が75％）のCDCからの定義に当てはまった患者（実薬群45例，偽薬群47例）で安全性と効果について検討が行われた。平均罹病期間は実薬群6.1年，偽薬群4.4年。92例中84例が24週にわたる治療を無事終了することができた。24週後，実薬群ではエクササイズおよび認知機能などにおいて有意な改善がみられ，偽薬群では経過中に救急外来を受診または入院した合計が114日であったのに対し，実薬群では19日にすぎなかった[7]。

AMP-502Tは19例で，アンプリジェンを高用量にした際の効果と安全性をみた小規模のものである。

2012年に報告されたPhase Ⅲ 臨床研究（AMP-516）は，234例（女性が73％）の患者を117例ずつ2群にわけ，40週間，経過を観察している（最終的には実薬群93例，偽薬群101例）。実薬群では，トレッドミルによる運動時間の改善（21.3％：$p = 0.047$），服薬の減少（$p = 0.048$）がみられた。また，この研究では40週の観察期間（stage 1）終了後，stage 2として，実薬群90例，偽薬群100例（最終的には実薬群73例，偽薬群90例）に対して，二重盲検のままで全員にアンプリジェンを投与して24週間観察している。

その結果は，偽薬から実薬に移行した群では24週後にトレッドミルによる運動時間の改善は39％に上った（$p = 0.04$）[8]。

2015年，この研究のサブ解析の結果として，①アンプリジェンに対して最も良好な反応を示す症例は，スクリーニング時におけるトレッドミル運動時間が9分以上の症例である，②スクリーニング時におけるトレッドミル運動時間が最も低い症例において，アンプリジェンは偽薬に比べ，悪化する速度を抑制することが報告されている[9]。

③Toll様受容体-3 (TLR3) (図2)[10]

TLR3は，樹状細胞や線維芽細胞など広範囲な細胞で発現している。TLR3はエンドソームに存在し，ウイルス由来の二重鎖RNA〔double-strand（ds）RNA〕を認識すると，細胞質内のアダプター分子であるtoll/interleukin-1 receptor domain-containing adaptor protein inducing interferon（TRIF）/toll/IL-1R domain-containing adaptor molecule（TICAM）-1と呼ばれる分子を活性化する。TRIF/TICAM-1はそのN末側の領域がイン

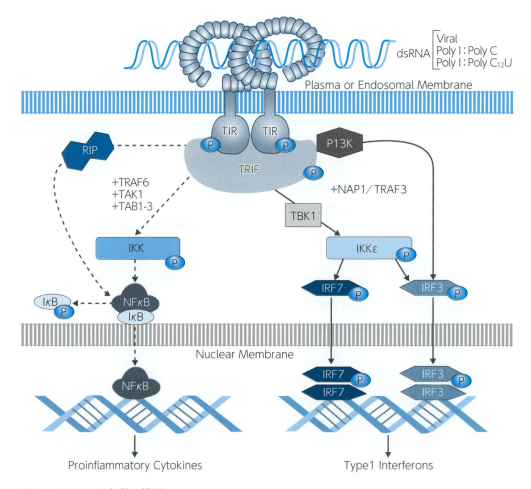

図2 ● TLR 3蛋白質の機能

Intracellular pathways for MyD88 independent TLR3 nuclear signal transduction initiated by TRIF binding to the TIR of the TLR3 homodimer. TLR3 monomers dimerize with binding of the dsRNA ligand. Activated TRIF initiates two pathways. The first results in the transitory induction of the IFNs. The second is a species variable pathway (rodents ≫ primates) that operates though NFκB (dashed line), which transiently induces the production of inflammatory cytokines. The adapter protein cascade initiated by TRIF (TIR-domain-containing adapter-inducing interferon) includes TBK1 (TANK-binding kinase 1 binds to TRAF3), TRAF1/3 (TNF receptor associated factors), NAP1 (Nck-associated protein 1), IKK (IκB kinase), IKKε (inhibitor of IκB kinase), P13K (Phosphoinositide 3-kinase), IRF3/7 (interferon regulatory transcription factors), TAK1 (protein kinase of MLK family), TAB1 (TGF-β activated kinase 1), RIP1 (Receptor-interacting [TNFRSF] kinase 1), NFκB (nuclear factor kappa-light-chain-enhancer of activated B cells), IκB (inhibitor NFκB). The ectodomain of TLR3 consists of a horseshoe shaped structure populated by 23 leucine-rich β-sheets (orange disks) connected by non-ordered chains containing RNA binding residues. The transmembrane a-helices (solid orange) connect the ectodomain to the cytoplasmic TIR domain (dark green). The phosphorylated TIR binds TRIF to initiate the adapter protein cascade.

（文献10より引用）

ターフェロン産生に重要で，TNF receptor-associated factor（TRAF）3分子を分解してシグナルを下流に伝える。TRAF3分子はその後，nucleosome assembly protein（NAP）1分子を介してTANK-binding kinase（TBK）1分

子を活性化し，TBK1がinterferon regulatory factor（IRF）-3と呼ばれる転写因子をリン酸化することで，IRF-3がダイマー（二量体）になり，核内に移行する。核内に移行後はインターフェロンβのプロモータ領域に結合し，インターフェロンβ遺伝子の転写を活性化する[10, 11]。

④日本での使用

アンプリジェンは，日本においては臨床使用経験報告がないため，日本人における副作用発現などについてはわからない。しかし，Strayerらの臨床研究において重大事象は発現していない。有望な治療選択肢のひとつではある。

3── 国内で治療効果を上げている治療法

1）和温療法（WAON therapy）

現在，ME/CFS患者の治療法として，確かな効果を上げている方法である。本治療法については，和温療法の開発者 鄭　忠和先生（和温療法研究所 所長）並びに研究協力者 増田彰則，胸元孝夫 両先生により詳細な解説が本解説書において掲載されている（☞12）。

2）経頭蓋磁気刺激療法（transcranial magnetic stimulation；TMS）

2015年より，角田　亘先生（国際医療福祉大学医学部リハビリテーション医学）の協力を得て，現在，うつ病・脳卒中など精神疾患並びに神経疾患領域で臨床応用されている反復性経頭蓋磁気刺激療法（repetitive TMS；rTMS）をME/CFSの症例に対して行い，著明な効果に驚いている。

①研究報告

近年，ME/CFS患者では，疲労を感ずる脳の部分，背外側前頭前野の機能低下が認められるとの報告があり（図3），理論的には背外側前頭前野の部位に高頻度rTMS療法を適用し，その部位の神経活動性を高めれば疲労症状が回復するのではないかという仮説から，今回の研究は始まっている。

2016年に発表されたKakudaの報告は[12]，7症例（男性2，女性5）におけるパイロット研究である。年齢は15〜70歳（平均37.0±13.2）。発症から3〜11年を経ている。1日2回，（10Hz×10秒間刺激）＋休止50秒間を25回繰り返し行った。3日間で6回のrTMSプログラムを5名が完了し，2名では90％強度での治療時に嘔吐・頭痛ないしは迷走神経反射によると考えられる血圧の低下を訴えたため，24時間以上あけたあと，80％強度での刺激を再開した。再開後に有害事象は認められなかった。退院時に5例で入院時のVAS値に比べ自覚症状

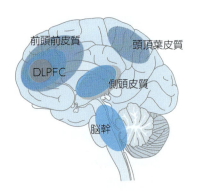
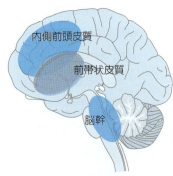

- Ichise M, et al (Nucl Med Commun. 1992)
- Tirelli U, et al (Am J Med. 1998)
- Kuratsune H, et al (Neuroimage. 2002)
- Okada T, et al (BMC Neurol. 2004)

図3 ● ME/CFS患者において機能低下が報告されている部位
DLPFC：dorsolateral prefrontal cortex（背外側前頭前野）
DLPFCは，抗疲労能力に関わるstriatal-thalamic-frontal cortical loopを構成する。
（角田　亘氏提供）

が30％以上改善していた。短期効果は顕著であった。しかし，退院後その効果は3例では2週間，1例では1週間継続したものの，2週間目には，全例がほぼ入院時の状態に戻った。現在，rTMSで得られる臨床症状の改善効果をさらに長期にわたって得るための研究が行われている段階である。

②概要

TMSが，直接的な電気刺激に代わる新たな大脳皮質の刺激法として人体に応用されたのは，Lancet誌に掲載された1985年の報告が最初である[13]。Barkerが，円形コイルに電流を流して発生させた磁場を，経頭蓋的に大脳皮質一次運動野に作用させ，無痛性に手指の筋肉から運動誘発電位（motor evoked potential；MEP）を記録することに成功した。当初は，末梢の筋肉におけるMEPの測定を目的とした生理学的検査に用いられていた。しかし，その後，反復性経頭蓋磁気刺激として，連続的にTMSを適用して刺激を行うと，局所大脳皮質の機能変化を起こすことがわかってきた。すなわち，rTMSの適用が脳の可塑性に影響を与えることが明らかになってきた。TMSは現在のところ，大脳皮質を高い空間分解能をもって局所的に，しかも無痛性に刺激することができる画期的な機器として位置づけられている。

③仕組み

TMSは，TMS装置本体とそこに接続された刺激コイルから構成され，TMS装置本体で刺激パラメータ（刺激頻度，刺激強度，刺激時間など）[*1]を設定し，

刺激コイルを頭蓋表面に適用することで刺激を行う。

　rTMSによる局所大脳皮質興奮性への影響，すなわち，ニューロモデュレーション（neuromodulation）効果発現のメカニズムとしては，脳の可塑性の基盤となっているシナプス効率の変化（シナプスにおける伝達能力への影響）が考えられている。シナプス効率の変化は，増加する場合はlong-term potentiation（LTP），逆に減少する場合はlong-term depression（LTD）と称されるが，高頻度rTMS（5Hz以上）はLTPを誘導し，刺激部位の局所神経活動を亢進させ，低頻度rTMS（1Hz以下）は逆にLTDを誘導し，刺激部位の局所神経活動を抑制すると考えられている[14]。

3) 上咽頭炎治療（Bスポット療法）

　Bスポット療法は慢性上咽頭炎に対する塩化亜鉛療法で，1960年代に，堀口申作先生（東京医科歯科大学耳鼻咽喉科 教授）が開発した治療法である。当時は，喘息，膠原病，関節リウマチ，頭痛，自律神経障害，アレルギー疾患などの全身疾患との関連が精力的に研究された。しかし，残念ながら最終的に臨床医学に定着することがなく，「鼻咽腔炎」の概念そのものが日常臨床の場から忘れ去られていた。

　しかし，近年，扁桃摘出とステロイドパルス療法を組み合わせて，IgA腎症の7割を寛解に導いた堀田　修先生らの報告[15]以来，耳鼻科領域以外の慢性疾患へあらためて応用され，良い結果が出ている。

　堀田らは，2014年10月から2015年9月までに，子宮頸がんワクチン接種後に機能性身体症候群を発症したME/CFSないしは線維筋痛症の患者41例を経験した。症状は，頭痛（40/41），全身の疲労（39/41），睡眠障害（36/41），頸部・背部のこわばり（35/41），生理不順（32/41），めまい（31/41），筋力の低下（31/41），吐き気（30/41），認知の異状（28/41），耳鳴り（28/41），腹痛ないしは下痢（27/41），広い範囲の痛み（25/41），関節痛（24/41），発熱（20/41），むずむず足（14/41），咳（12/41），不随意運動（11/41）が主たる症状で，41名中34名が登校できない状況にあった。

　全員，既にステロイド，睡眠導入薬，抗不安薬，非ステロイド系抗炎症薬，ビタミン剤などによる治療を受けていたが，効果を認めていなかった。19例が軽い上咽頭炎を自覚していた。41例中16例がBスポット治療を受けることに同意

＊1
刺激頻度：1秒間に何発刺激するかで，Hzであらわす。
刺激強度：慣習的にTMSにおいては運動閾値（筋活動が誘発できる最小の強さ）に対する割合として相対的にあらわす。
刺激時間：総計何発の刺激を与えるかで決まる。

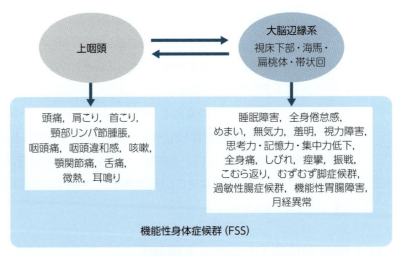

図4 ● 上咽頭・大脳辺縁系相関仮説
FSS：functional somatic syndrome

（文献16より引用）

し，すべての薬の服用を中止した。Bスポット治療により，13例で著明な症状の改善を観察し（4例が全快），残り3例では改善が認められなかった[16～18]。

　上咽頭は細菌やウイルスに対する免疫の最前線に当たる場所で，慢性の炎症が起きやすく，活性化リンパ球，神経線維が豊富な部位であり，免疫系，神経伝達，脳脊髄液静脈循環を介した機序などが上咽頭－大脳辺縁系相関に介在する機序として考えられている（図4）。ME/CFSにおいて，症状から障害部位と推察される脳下垂体，中脳，間脳に近い位置にある上咽頭の慢性炎症を治療することはME/CFSの改善に資する可能性がある。本療法は手技も容易で，安全であり，安価である。現在，関町内科クリニック申　偉秀先生からの情報を得て，ME/CFS患者に積極的にBスポット療法を開始している。

　その効果は，咽頭痛，目の奥が痛い，頭が重くて考えがまとまらない，思考力・記憶力の低下がある，肩がこるなど首から上の症状を劇的に改善している。

症例1　34歳，女性

2014年6月，扁桃炎，腎盂炎罹患後から労作後の極度の疲労・倦怠感，思考力・集中力の低下などが遷延し，同年11月にME（カナダ診断基準）およびCFS（日本疲労学会診断指針）を満たす。発症5カ月後に入院による和温療法で，症状と低下していた副腎機能，免疫機能などの改善があり，その後自宅での和温療法の継続と，経絡治療，coenzyme Q10服用にて当初のPS8から5～6程度まで改善してきていた。

2017年2月より週1回計15回のBスポット療法（慢性上咽頭炎への塩化亜鉛療法）を外来で実施した。初回では上咽頭からの出血が多く，疼痛も強いことからかなりの上咽頭炎が疑われたが，6回目の治療より上咽頭からの出血が減り，症状としても，それまで続いていた午前中の労作後の強い倦怠感の改善，全般的な気力の向上，羞明の改善，PS6程度から5（家事をしてもその後数時間寝込む）への改善がみられた。15回の施術後は，月1回の外来受診時にフォローアップとしてBスポット療法を継続している。

他の指標は下記の通りである。

　①施術前のadrenocorticotropic hormone (ACTH) 4.5pg/mLが6.2pg/mLと，副腎機能の改善がみられた

　②Cornell medical index (CMI) 健康調査表において，治療後身体的自覚症（心臓脈管系，消化器系，皮膚，神経系，疲労度，疾病頻度），精神的自覚症（不適応）が著明に低下，領域もⅣからⅡとなった

本人としては，自宅での和温療法と外来での経絡治療＋CoQ10に追加したBスポット療法の効果を実感している。顔つき，目の力など表情もしっかりし，意欲向上に役立っている。

症例2　19歳，男性

2014年，呼吸器感染を契機に，全身の倦怠感，立ちくらみ，不眠，アトピーの悪化があり，2014年近医でME/CFSの診断を受け，2015年3月より当院受診。2015年12月にrTMS入院加療，2016年3月に和温療法入院にてPSは改善したが，アトピー性皮膚炎による睡眠障害，労作後の疲労，集中力低下は継続していた。

2017年2月より週1回計13回のBスポット療法（慢性上咽頭炎への塩化亜鉛療法）を外来で実施した。初回から4回目までは上咽頭の出血が多かったが，その後完全には出血がなくならないものの量は著明に減少した。3回目の施術後，アトピー瘙痒による夜間不眠が改善し，四肢冷感，朝の活力が改善した。月1回の受診も疲労で難しかったが，連続13週のうち，1回を除く毎週の通院ができるまでになった。13回目には受診時に他の患者と会話し，スマートフォンを見る余裕が出てきた。現在は月1回の受診（Bスポット療法と経絡治療）のほか，自宅近くでBスポット療法を実施する耳鼻科へ受診している。

他の指標は下記の通りである。

　①施術前のACTH8.5pg/mLが16.8pg/mLと，副腎機能の改善がみられた

　②CMI健康調査表において，治療後身体的自覚症（心臓脈管系，神経系）が低下し，領域はⅢからⅢであるが，身体的自覚症が改善している

本人としては，夜間の痒みが治療前より改善し，元気になってきており，Bスポット療法の有効性を実感している。

4 —— 重症患者における治療

　ME/CFS発症後，早期に診断され，和温療法をはじめとする有効な治療を受けることが可能となってきた現在でも，ME/CFS患者の治療を引き受けてくれる医師・医療機関は極端に少ない。そのため，通院可能な範囲に医療機関を見つけることができず，重症化している患者が少なからずいる。筆者自身は訪問診療医にもさじを投げられた症例を3例経験している。そのうちの1症例を呈示する。

症 例	34歳，女性
診断	ME/CFS
主訴	極度の疲労感，入眠困難，中途覚醒，集中力の低下，昼夜逆転，視覚・聴覚・触覚・味覚・嗅覚の過敏な反応，化学物質・電磁波などへの過敏な反応
既往歴	気管支喘息（小児期より）
現病歴	2008年7月（27歳），旅行中に発熱（3日で解熱），9月再度発熱（1週間で解熱）。その後体力の低下著しく，通学が困難となった。2008年12月ノロウイルスに罹患。1週間で治まったが，この頃から体重が減りだした（48kg）。2009年7月からは微熱と疲労感で毎日まったく動けない。2012年1月胃腸炎にかかり，体重は39kgと減少。 2012年3月静風荘病院受診。ME/CFSの診断。 2012年3月8日〜4月7日　第1回和温療法入院。 2012年5月7日〜5月26日　第2回和温療法入院。 和温療法入院により昼夜逆転が是正され，体重が下げ止まり（39〜40kg），常食が摂取可能となった状態（PS7）で退院。 その後，通院ブランクがあり，2015年1月15日に救急入院。 患者の話では，2014年体調を崩すことが徐々に増え，秋頃からは喘息も強くなり，また，食べるとお腹や全身の調子がおかしくなる（下痢，動悸，発熱，腹痛など）食材が増えてきたため，食物アレルギーを疑い，小麦・卵・乳製品は控えた。再び体重が徐々に下がりはじめ，歩行・入浴が困難となり，自力での生活を維持できなくなったとのこと。10月からは生理が来なくなった。
現症	身長159cm，体重32.9kg，血圧81/60，脈拍数54回/分，体温36.0℃，リンパ節・甲状腺触れず，打聴診異常なし，肝臓・脾臓触れず，四肢に異常なし，握力の低下あり（右6kg，左6kg）。

検査所見	血液検査にて，HDL-コレステロール 34↓，エストラジオール（E$_2$）6.2↓，NK活性↓〔effector target（E／T）比　10：1　4.6〕，IgG 1,804↑，IgA 162，IgM 93，IgE 567↑（170以下），ヤケヒョウダニ・ハウスダストにアレルギー反応（強陽性），胸部X線写真・心電図・心エコー・腹部エコー・乳腺エコー・甲状腺エコーに異常なし，骨密度はyoung adult mean（YAM）の101％，同年齢の99％
治療経過	入院時は車椅子にもたれるような姿勢で入室。衣服を着替えると風邪を引くという理由で数カ月入浴もせず，着替えもせず，頭も洗わずという状況で，一言で言えば浮浪者のような状態。入院時PSは9。入浴・洗髪の必要性を説得し，衛生管理から開始。当初は経静脈栄養＋きざみ食から開始。その後，食物アレルギーの可能性は低いことを納得して頂き，徐々に食事の内容を通常食へと変更。和温療法は2日目より徐々に開始。ビタミン点滴を週2回施行。ベッド上でのリハビリテーションから始め，歩行訓練を開始・続行。患者独特の疾患に対する不安，治療に関する思い込みが認められ，できうる限りカウンセリングを医師主導で行った。 5月2日PS8となり退院。その後，自宅をリフォームし，居室を南向きの部屋に移動。音・光・温度管理・化学物質などにも配慮した結果，居住環境が改善。家庭用サウナでの治療も継続し，順調に体調は改善。2016年1月20日～2月27日までさらなる体調の改善を目的に第4回和温療法入院。入院時のPSは7まで回復していた。退院時PS値は6～7。

本症例をみても，重症例では，病院での治療・介護・リハビリテーションに加え，重症化する家庭背景への介入も必要となる。その中には，経済的・心理的負担を軽減する障害年金，障害者手帳の獲得支援も入る。

しかし，本来，重症化を防ぐために最も求められるのは，ME/CFSの診断を正確に下せる医師を養成し，早期に治療を開始できる医療機関を増やすことである。

● 文献

1) NIH Intramural Study on Myalgic Encephalomyelitis/ Chronic Fatigue Syndrome (2019 年5月閲覧)
[https://mecfs.ctss.nih.gov/]

2) Fluge Ø, et al：Clinical impact of B-cell depletion with the anti-CD20 antibody rituximab in chronic fatigue syndrome：a preliminary case series. BMC Neurol. 2009；9：28.

3) Fluge Ø, et al：Benefit from B-lymphocyte depletion using the anti-CD20 antibody rituximab in chronic fatigue syndrome. A double-blind and placebo-controlled study. PLoS One. 2011；6(10)：e26358.

4) Fluge Ø, et al:B-lymphocyte depletion in Myalgic Encephalomyelitis/Chronic Fatigue Syndrome. An open-label phase Ⅱ study with rituximab maintenance treatment. PLoS One. 2015;10(7):e0129898.

5) Boross P, et al:Mechanisms of action of CD20 antibodies. Am J Cancer Res. 2012;2(6):676-90.

6) Hemispherx Biopharma社 (2019年5月閲覧)
[http://www.hemispherx.net/]

7) Strayer DR, et al:A controlled clinical trial with a specifically configured RNA drug, poly(I).poly(c12U), in chronic fatigue syndrome. Clin Infect Dis. 1994;18 Supul 1: S88-95.

8) Strayer DR, et al:A double-blind, placebo-controlled, randomized, clinical trial of the TLR-3 agonist rintatolimod in severe cases of chronic fatigue syndrome. PLoS One. 2012;7(3), e31334.

9) Strayer DR, et al:Chronic fatigue syndrome/Myalgic Encephalomyelitis (CFS/ ME):Characteristics of Responders to Rintatolimod. J Drug Res Dev. 2015;1(1):doi.
[http://dx.doi.org/10.16966/2470-1009.103]

10) Mitchell WM:Efficacy of rintatolimod in the treatment of chronic fatigue syndrome/ myalgic encephalomyelitis (CFS/ME). Expert Rev Clin Pharmacol. 2016;9(6):755-70.

11) TLR3. Wikipedia (2019年5月閲覧)
[https://ja.wikipedia.org/wiki/TLR3]

12) Kakuda W, et al:High-frequency rTMS for the Treatment of Chronic Fatigue Syndrome:A Case Series. Intern Med. 2016;55(23):3515-9.

13) Barker AT:The history and basic principles of magnetic nerve stimulation. Electroencephalogr Clin Neurophysiol Suppl. 1999;51:3-21.

14) 安保雅博, 他, 編著:脳卒中後遺症に対するrTMS治療とリハビリテーション.金原出版, 2013.

15) 堀田　修:IgA腎症の病態と扁摘パルス療法.メディカル・サイエンス・インターナショナル, 2008.

16) 堀田　修, 他:内科疾患における上咽頭処置の重要性:今, またブレイクスルーの予感. 口咽科. 2016;29(1):99-106.

17) Hotta O, et al:Involvement of chronic epipharyngitis in autoimmune(auto-inflammatory) syndrome induced by adjuvants(ASIA). Immunol Res. 2017;65(1):66-71.

18) Japanese Doctor Discovers Link Between HPV Vaccine and Chronic Fatigue Syndrome (2019年5月閲覧)
[https://vaccineimpact.com/2016/japanese-doctor-discovers-link-between-hpv-vaccine-and-chronic-fatigue-syndrome/]

16

治療に関する
システマティックレビュー

遊道和雄

1── 治療法の選択

　筋痛性脳脊髄炎/慢性疲労症候群（ME/CFS）は，生活が著しく損なわれるほどの強い全身倦怠感，微熱，リンパ節腫脹，頭痛，筋力低下，睡眠障害，思考力・集中力低下などが休養しても回復せず，少なくとも6カ月以上の長期にわたって症状が続く疾患（慢性臓器不全，慢性感染症，慢性炎症性疾患，主な神経性および代謝・内分泌疾患，双極性障害・統合失調症・精神病性うつ病などの器質的疾患・病態を除く）であり，日常生活・社会生活に大きな支障をきたすことが知られている[1~3]。しかし，有効な治療法はいまだ確立されておらず，かつ，わが国には公的なME/CFSの治療ガイドラインがないため，治療法の選択は医師によりばらつきが目立つ。よって，プライマリ・ケアを担っている医師は過去の文献報告や治療経験に基づき手探りで治療を行っている現状にあり，ME/CFS患者に対する治療指針の作成が喫緊の課題となっている。

　そこで，2015年度日本医療研究開発機構 障害者対策総合研究事業（神経・筋疾患分野）「慢性疲労症候群に対する治療評価と治療ガイドラインの作成」研究班において，科学的根拠（evidence-based medicine；EBM）に基づいて，①国内外のME/CFS治療法に関する文献を収集，②治療法タイプ別に分類した文献群をEBMに基づいて評価して各治療法の推奨度，推奨のエビデンス，エビデンスの根拠となった引用文献を詳解した。

　本項では，ME/CFS治療に関するシステマティックレビューの結果について概説する。

2── 本システマティックレビューの目的

ME/CFSに対する本質的な治療法は，病因・病態が解明されてから明らかになり確立されてくるもので，これが日々の治療の指針として反映されるべきであると考える。しかし，本疾患の病因・病態は未解明で，診断および治療法開発も研究途上にある。このため，今後さらに有効な治療法の開発に向けた基礎研究および臨床研究が推進され，本質的な治療法が確立されていくことが望まれる。

一方，ME/CFS患者の診療を担う医師にとって，これまでに国内外で報告されてきた治療法にはどのようなものがあり，それらの成績はどうであったかは重要な臨床情報であると考え，世界中で実施されてきたME/CFS治療法について，科学的なシステマティックレビューによる評価を行うこととした。これにより，担当医が手探りの状態で治療を検討・選択して施行している現状において，診療現場での混乱を避け，少しでも現時点における質の高い適正な治療・医学的管理の開発・向上の一助となることを期待したい。

3── システマティックレビューの手順

ME/CFS治療について，以下1）～4）の手順に従ってME/CFS治療に関する文献を収集し，EBMに基づいたシステマティックレビューを行った。

1）ME/CFS治療に関する文献を網羅的に収集

国内外のME/CFS治療に関する文献を，MEDLINE，Embase，Scopus，Allied and Complementary Medicine Database（AMED：代替医療，緩和ケア，補完医療，リハビリテーション・物理療法などを収録），医学中央雑誌，CiNii（NII学術情報ナビゲータ：学会刊行物・紀要・国立図書館・博士論文を収録），J-STAGE，Cochrane Libraryを文献検索エンジン・データベースとして用いて，「chronic fatigue syndrome/myalgic enchephalomyelitis」「筋痛性脳脊髄炎」「慢性疲労症候群」「treatment」「management」「治療」をkeywordに設定し，ME/CFS治療に関する文献を検索した。検索期間は2016年12月31日までの文献とし，動物実験および症例報告のみの文献は除外した。

2) 治療に関する課題に基づくクリニカルクエスチョン，PICOの設定

抽出した文献を，治療に関する課題〔対象（patients），介入・治療法（intervention），比較（comparison），結果・評価項目（outcome）；PICO combinations〕に基づいて定式化・分類したクリニカルクエスチョン（PICO分類）を設定した（図1）。

3) クリニカルクエスチョンごとに収集した文献の分類，内容の評価

治療に関する文献の質と推奨の強さを系統的に解析するため，収集した文献をクリニカルクエスチョンごとに分類し，GRADE（grading of recommendations assessment, development and evaluation）の scoring systemに基づいて各クリニカルクエスチョンに対する治療の有効性，推奨度および推奨のエビデンスを評価した[4, 5]。

4) エビデンスレベルと推奨度（グレード）について

本システマティックレビューでは，「Minds 診療ガイドラインの作成の手引き」（日本医療機能評価機構）を参考にして，表1のように各文献のエビデンスレベルを分類した[4]。

推奨度については，「Minds 診療ガイドラインの作成の手引き」の基準を参考にしてA，B，C，D，Iの5段階とした（表2）。

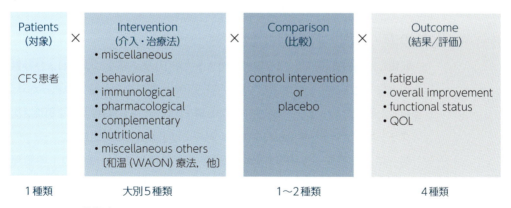

図1 ● PICO分類をもとにしたクリニカルクエスチョン
QOL：quality of life

表1 ● エビデンスレベル

エビデンスレベル	内容
I	システマティックレビュー/メタアナリシス
II	ランダム化比較試験
III	非ランダム化比較試験
IVa	分析疫学的研究 (コホート研究)
IVb	分析疫学的研究 (症例対照研究，横断研究)
V	記述研究 (症例報告，ケース・シリーズ)
VI	専門委員会や専門家の意見

(文献4をもとに作成)

表2 ● 推奨グレード

グレード	内容
A	強い科学的根拠があり，行うよう強く勧められる
B	行うよう勧められる
C	行うことを考慮してもよいが，さらに科学的根拠の検討が必要である
D	行うよう推奨する科学的根拠が乏しい，または無効・有害事象の報告がある
I	相反する結果の報告があり，有効性の結論に至っていない

(文献4をもとに作成)

4 ── 結果 (文献検索結果，治療法の推奨度，クリニカルクエスチョンごとの解析)

1) 文献検索・選択，抽出論文数

　　収集した国内外のME/CFS治療に関する文献10,926編を，表題および抄録をもとに1次スクリーニングし，ME/CFS治療と関係のない論文であったり，重複した論文であったりした文献10,056編を削除し，870編の論文を再度2次スクリーニングして科学的根拠に基づく解析に資する論文を選定した。

　　第一に，主観的・恣意的評価のバイアスを避けるため，表1のIの範疇〔randomized controlled trial (RCT) のメタアナリシス，RCT〕の172編を抽出した (図2)[4, 5]。

　　これらのRCT文献をクリニカルクエスチョン (PICO分類) をもとに分類し，各治療法の推奨度，推奨のエビデンス，エビデンスの根拠となる文献資料についての評価リストを作成し，クリニカルクエスチョンごとに複数のRCT文献によるメタアナリシスも評価した。

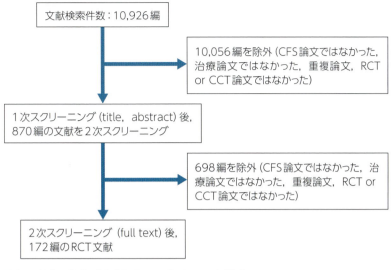

図2 ● RCTおよびRCTメタアナリシスの抽出　　　（文献4，5をもとに作成）

2）ME/CFS治療に関する既存のガイドライン，最新文献の取り扱い

既に作成されているME/CFS治療に関するガイドライン，メタアナリシス・システマティックレビューや，本システマティックレビュー作成のための文献検索期間以外の文献も渉猟しうる範囲で参考として，過去の重要な論文やエビデンスを取りこぼすことがないように注意した。

また，2017年に報告された「ME/CFS治療における栄養補助食品類の有用性」に関するシステマティックレビューおよびメタアナリシス[6, 7]の知見も本項作成に反映させた。

3）RCTおよびRCTのメタアナリシス以外の文献について

非ランダム化比較試験，比較研究，相関研究および症例対照研究に関する文献についても当該ガイドライン作成手引きに則って解析を行い，ME/CFS治療ガイドライン策定のための評価資料（各治療法の推奨度，推奨のエビデンス，エビデンスの根拠となる文献資料）を作成することとした。

5 ── 治療法 (大別) の推奨度 (推奨グレード) の概要

1) クリニカルクエスチョン：薬物療法はME/CFS治療として有効か？

本項でME/CFS治療薬としての有効性を解析した薬剤については，いずれもわが国では本病名に対しては保険適用外であること。

①要約

- 抗うつ薬がME/CFSのうつ症状や慢性疼痛の治療に有効であるとするエビデンスを示した報告がある。今後さらに質の高いエビデンス評価の集積が求められる (推奨グレードC)。抗うつ薬は，うつ症状を呈するME/CFS患者に対して有効性が報告されている (推奨グレードC)。三環系抗うつ薬は，うつ症状を呈するME/CFSにおける筋痛や関節痛の緩和に有効である可能性が指摘されている (推奨グレードC)。

- 漢方薬がME/CFS患者の疲労症状，全身消耗性症状の寛解に有効とする報告があり，今後さらに質の高いエビデンスレベルの解析や成績の集積が求められる (推奨グレードC)

- コルチコステロイドには，ME/CFS治療に有効であるとする質の高いエビデンスは認められない (推奨グレードⅠ)。

- immunoglobulin Gや*staphylococcus toxoid*がME/CFS治療に有効であるとするRCT文献はいくつかみられるが，効果については相反するエビデンスも存在し，かつ，副作用や有害事象との関連も否定できないことから，これらをME/CFS治療法として推奨する根拠は乏しい (推奨グレードⅠ)。immunoglobulin Gは頭痛，staphylococcus toxoidはアナフィラキシー症状といった有害事象のリスクが指摘されている。

- アシクロビル，インターフェロンαおよび透析性ヒト白血球抽出物については，ME/CFS治療に有効であるとする質の高いエビデンスは認められない (推奨グレードD)。

②クリニカルクエスチョン「薬物療法はME/CFS治療として有効か？」を解析した文献抜粋

1. Fluge Ø, et al: Benefit from B-lymphocyte depletion using the anti-CD20 antibody rituximab in chronic fatigue syndrome. A double-blind and placebo-controlled study. PLoS One. 2011;6(10):e26358.
2. Fluge Ø, et al: B-Lymphocyte Depletion in Myalgic Encephalopathy/Chronic Fatigue Syndrome. An Open-Label Phase Ⅱ Study with Rituximab Maintenance Treatment. PLoS One. 2015;10(7):e0129898.

3. Strayer DR, et al: A double-blind, placebo-controlled, randomized, clinical trial of the TLR-3 agonist rintatolimod in severe cases of chronic fatigue syndrome. PLoS One. 2012;7(3):e31334.
4. Mitchell WM: Efficacy of rintatolimod in the treatment of chronic fatigue syndrome/ myalgic encephalomyelitis (CFS/ME). Expert Rev Clin Pharmacol. 2016;9(6):755-70.

2) クリニカルクエスチョン：運動療法・和温療法はME/CFS治療として有効か？

①要約

- リハビリテーション専門医や理学療法士による適切な指導・教育のもと施行される段階的運動療法（graded exercise therapy；GET）はME/CFS症状の緩和に有効であるとの報告がある一方，有害事象や有効性について再評価が必要であるとの見解・指摘があり，さらに科学的根拠の検討・集積が必要である（推奨グレードⅠ）＊。
- 60℃の遠赤外線均等乾式サウナ治療を基本とする和温（WAON）療法にはME/CFS症状を軽減する効果があり，ME/CFS治療に有効であることが指摘されている（推奨グレードC）。
- ヨガ療法にはME/CFS患者の疲労症状と疼痛を緩和する効果がみられる（推奨グレードC）。

②クリニカルクエスチョン「運動療法・和温療法はME/CFS治療として有効か？」を解析した文献抜粋

1. Chambers D, et al: Interventions for the treatment, management and rehabilitation of patients with chronic fatigue syndrome/myalgic encephalomyelitis: an updated systematic review. J R Soc Med. 2006;99(10): 506-20.
2. Larun L, et al: Exercise therapy for chronic fatigue syndrome. Cochrane Library: Issue 2. John Wiley & Sons, Ltd., 2010. (Search date 2004)
3. Tei C, et al: Waon Therapy for Managing Chronic Heart Failure -Results From a Multicenter Prospective Randomized WAON-CHF Study-. Circ J. 2016;80(4):827-34.
4. Ichiki T, et al: Neurohumoral Modulation During Waon Therapy in Chronic Heart Failure - Subanalysis of Waon-CHF Study. Circ J. 2017; 81(5):709-16.

＊：GETについては，システマティックレビューやRCTなどの文献・研究が欧米に偏っている現状にあり，エビデンスレベルの評価のみに依存してGETの有効性を総括した場合，日本の運動療法およびリハビリテーションの実情と隔たりのある現実的でない治療になる可能性があり，GETの検討に際しては患者の重症度・適応の精査，実施体制および計画に慎重な検討を要する。また，ME/CFSに対するGETについては，これまで報告された文献の信頼性や，その有効性について再評価が必要であるとの見解・指摘があり，米国疾病対策センター（Center for Disease Control and Prevention；CDC）のME/CFSのホームページの推奨治療法から削除されており，ME/CFS治療法としての検討には注意が必要である。

5. Oka T, et al: Isometric yoga improves the fatigue and pain of patients with chronic fatigue syndrome who are resistant to conventional therapy: a randomized, controlled trial. Biopsychosoc Med. 2014;8(1):27.

6. Oka T, et al: Development of a recumbent isometric yoga program for patients with severe chronic fatigue syndrome/myalgic encephalomyelitis: A pilot study to assess feasibility and efficacy. Biopsychosoc Med. 2017;11:5.

3) クリニカルクエスチョン：認知行動療法（cognitive behavior therapy；CBT）はME/CFS治療として有効か？

①要約

- ME/CFSに対する認知行動療法については相反する結果の報告があり，有効性の結論に至っていない。しかし，専門家による適切な指導が行われた場合，成人ME/CFS患者の治療に有効として考慮してもよいとの報告もある（推奨グレードI）。

- 小児～青年期のME/CFS患者において，専門家の適切な指導の下に行うCBTは疲労度の改善と学校への出席率改善に有効とする報告もある（推奨グレードI）。

②クリニカルクエスチョン「認知行動療法（CBT）はME/CFS治療として有効か？」を解析した文献抜粋

1. Van Cauwenbergh D, et al: How to exercise people with chronic fatigue syndrome:evidence-based practice guidelines. Eur J Clin Invest. 2012;42(10):1136-44.

2. Geraghty KJ, et al: Cognitive behavioural therapy in the treatment of chronic fatigue syndrome: A narrative review on efficacy and informed consent. J Health Psychol. 2018;23(1):127-38.

3. Jason LA: Non-pharmacologic Interventions for CFS: A Randomized Trial. J Clin Psychol Med Settings. 2007;14(4):275-96.

4. Nijhof SL, et al:Effectiveness of internet-based cognitive behavioural treatment for adolescents with chronic fatigue syndrome (FITNET): a randomised controlled trial. Lancet. 2012;379(9824):1412-8.

5. Nijhof SL, et al: Internet-based therapy for adolescents with chronic fatigue syndrome: long-term follow-up. Pediatrics. 2013;131(6):e1788-95.

● 段階的運動療法と認知行動療法に関する注意事項

　近年，米国医療研究・品質調査機構は段階的運動療法と認知行動療法のエビデンスを再解析し，段階的運動療法と認知行動療法がME/CFSの効果的な治療法であることを示すエビデンスはないと報告しており，これらのME/CFS治療法としての検討には注意が必要である。

4) クリニカルクエスチョン：栄養補助食品類（dietary supplements）はME/CFS治療として有効か？

①要約

- 栄養補助食品については，様々なME/CFS症状のうち疲労感の改善に有効であったとするRCTが複数報告されているが，これらは経過観察期間が数週間と短期間であったり，症例数が20～30例の小規模な検討の報告であったりするものが多く，中には治療効果について相反するエビデンスや有害事象の報告もあることから，ME/CFS治療法としての栄養補助食品類の有効性についてはいまだ結論に至っていないものが多い（推奨グレードⅠ）。

- 2017年に報告されたビタミンおよびミネラル類のME/CFS治療における有効性に関するシステマティックレビュー・メタアナリシスから，ME/CFS症状の緩和や改善効果を有するビタミン（A，B，C，D，E），ミネラル類（微量元素を含む）や，これらの因子を含む栄養補助食品の報告がある一方，被験物質によっては有効性を証明されてない報告や相反する結果の報告もあり，栄養補助食品類のME/CFS治療効果については今後とも検討が必要である（推奨グレードC）。

②クリニカルクエスチョン「栄養補助食品類（dietary supplements）はME/CFS治療として有効か？」を解析した文献抜粋

1. Campagnolo N, et al: Dietary and nutrition interventions for the therapeutic treatment of chronic fatigue syndrome/myalgic encephalomyelitis: a systematic review. J Hum Nutr Diet. 2017;30(3): 247-59.

2. Joustra ML, et al: Vitamin and mineral status in chronic fatigue syndrome and fibromyalgia syndrome: A systematic review and meta-analysis. PLoS One. 2017;12(4): e0176631.

3. Fukuda S, et al: Ubiquinol-10 supplementation improves autonomic nervous function and cognitive function in chronic fatigue syndrome. BioFactors. 2016;42(4):431-40.

4. Ostojic SM, et al: Supplementation with Guanidinoacetic Acid in Women with Chronic Fatigue Syndrome. Nutrients. 2016;8(2):72.

5. Castro-Marrero J, et al: Does oral coenzyme Q10 plus NADH supplementation improve fatigue and biochemical parameters in chronic fatigue syndrome? Antioxid Redox Signal. 2015;22(8):679-85.

6. Witham MD, et al: Effect of intermittent vitamin D3 on vascular function and symptoms in chronic fatigue syndrome -- a randomized controlled trial. Nutr Metab Cardiovasc Dis. 2015;25(3):287-94.

5) クリニカルクエスチョン：補完代替治療はME/CFS治療として有効か？

①要約

- ME/CFS治療における鍼灸（acupuncture and moxibustion）の有効性

が，主に中国からエビデンスレベルの高いシステマティックレビュー・メタアナリシスの結果として報告されている（推奨グレードB）。これらの文献の大半は中国からの報告であることから，実際にわが国において施行されている鍼灸法と中国のそれとの相違について慎重に検討し，治療法として選択するか否かを考慮すべきである（推奨グレードC）。

- これまでに，主に海外からhomeopathy，osteopathyと表される治療法のME/CFSにおける有効性が報告されているが，治療法の詳細が不明な文献や統計学的解析が不明確な文献もあり，EBM並びに医学的根拠の観点からhomeopathyの治療ガイドラインへの推奨グレードをDにせざるをえなかった（推奨グレードD）。

②クリニカルクエスチョン「補完代替治療はME/CFS治療として有効か？」を解析した文献抜粋

1. Wang JJ, et al: [A meta analysis on randomized controlled trials of acupuncture treatment of chroic fatigue syndrome]. Zhen Ci Yan Jie. 2009; 34(6): 421-8.
2. Lu C, et al: [Randomized controlled clinical trials of acupuncture and moxibustion treatment of chronic fatigue syndrome patients]. Zhen Ci Yan Jiu. 2014; 39(4): 313-7.
3. Pinxsterhuis I, et al: Development of a group-based self-management programme for individuals with chronic fatigue syndrome: a pilot study. Scand J Occup Ther. 2015; 22(2): 117-25.
4. Pinxsterhuis I, et al: Effectiveness of a group-based self-management program for people with chronic fatigue syndrome: a randomized controlled trial. Clin Rehabil. 2017; 31(1): 93-103.

6 — 治療法確立のための研究

　今回の治療ガイドライン作成の過程で，世界中でこれまでに実施されてきている治療法をレビューした結果，まだGRADEシステムにおける推奨度AやBとして推奨できるような治療法は存在しないという事実が明らかになった。このことは，今後さらに有効な治療法の確立に向けた基礎研究および臨床研究を推進していかなくてはならないことを示している。

　今回のシステマティックレビューからは強い推奨度のME/CFS治療法を確認することはできなかったが，症例によっては効果がみられる治療法も報告されていることから，ME/CFS患者の診療を担う医師にとって重要な情報であると考え，世界中で実施されてきたME/CFS治療法について科学的な評価に基づくシステマティックレビューとして紹介することにした。これにより，担当医が手探りの状態で治療を検討・選択して施行している現状において，診療現場での混乱を避け，少しでも現時点における質の高い適正な治療・医学的管理を受けられる

ようになることを期待したい。

　ME/CFSは，病因・病態がまだ解明されていないため，その診断自体も臨床症状に基づく診断法に頼っている現状にあり，いくつかの診断基準が用いられてきた。そのため，国内外から報告されたME/CFS治療に関する文献において，対象患者の選択に用いられた診断基準は各々異なる現状にあった。ME/CFSに対する本質的な治療法は，病因・病態が解明されてから明らかになってくるものであること，文献によって異なる診断基準に基づいた患者群からの治療成績を解析せざるをえなかったこと，並びに本疾患重症度による推奨治療に関する解析が未完であることを，現時点でのME/CFS治療に関するシステマティックレビューにおける問題点として明記することとした。

● 文献

1) Holmes GP, et al:Chronic fatigue syndrome:a working case definition. Ann Intern Med. 1988;108(3):387-9.

2) 厚生労働科学研究費補助金 障害者対策総合研究事業（神経・筋疾患分野）. 平成23年度研究業績報告書. p52-3.

3) 倉恒弘彦, 他:慢性疲労症候群（CFS）診断基準（平成25年3月改訂）. 厚生労働科研費補助金 障害者対策総合研究事業（神経・筋疾患分野）. 研究年度終了報告書. p20-7.

4) 小島原典子, 他:Minds診療ガイドライン作成マニュアル2017. 2016.
[https://minds.jcqhc.or.jp/docs/minds/guideline/pdf/manual_all_2017.pdf]

5) 相原守夫:診療ガイドラインのためのGRADEシステム. 第2版.凸版メディア, 2015.

6) Campagnolo N, et al:Dietary and nutrition interventions for the therapeutic treatment of chronic fatigue syndrome/myalgic encephalomyelitis:a systematic review. J Hum Nutr Diet. 2017;30(3):247-59.

7) Joustra M, et al:Vitamin and mineral status in chronic fatigue syndrome and fibromyalgia syndrome:A systematic review and meta-analysis, PLoS One. 2017;12(4):e0176631.

索　引

● 英数

記号・数字

δパワー　*107*

8-epi-prostaglandin-$F_2\alpha$　*121*

^{11}C-PK-11195　*90*

^{18}FDG（^{18}Fluoro deoxyglucose）　*54*

―― -PET　*90*

A

ACTH（adrenocorticotropic hormone）　*52*

ADH（antidiuretic hormone）　☞ 抗利尿ホルモン

ADL（activities of daily living）　*99*

Akureyri病　☞ アイスランド病

ANP（atrial natriuretic peptide）　☞ 心房性ナトリウム利尿ペプチド

ASIA（autoimmune/inflammatory syndrome induced by adjuvants）　☞ アジュバント誘発自己免疫・自己炎症症候群

ATP（adenosine triphosphate）　*128*

atremia　*2*

B

BAP（biological antioxidant potential）　☞ 抗酸化力

BNP（brain natriuretic peptide）　☞ 脳性ナトリウム利尿ペプチド Bスポット療法　*153, 155*

B細胞　*146*

―― 性悪性リンパ腫　*147*

C

CBT（cognitive behavioral therapy）　☞ 認知行動療法

CD20　*146*

CDC基準　*4, 11, 44*

CEBV（chronic Epstein-Barr virus）disease　*4*

CES-D（center for epidemiologic studies depression scale）　☞ 疫学的抑うつ尺度

CFIDS（chronic fatigue immune dysfunction syndrome）　☞ 慢性疲労免疫機能障害症候群

CFS（chronic fatigue syndrome）　☞ 慢性疲労症候群

―― 分類基準　*44*

Chalder疲労スケール　*138*

Chronic Epstein Barr syndrome　*4*

coenzyme Q10　*25, 154, 127*

CPAP（continuous positive airway pressure）　☞ 経鼻的持続陽圧呼吸療法

CSS（central sensitization syn-drome）　☞ 中枢性感作症候群

CTR（cardiothoracic ratio）　☞ 心胸郭比

D

DAMPs（damage-associated molecular patterns）　*51*

DHEA-S（dehydroepiandrosterone sulfate）　☞ デヒドロエピアンドロステロンサルフェート

d-ROMs（reactive oxygen metabolites-derived compounds）　*51, 53*

ds（double-strand）RNA　☞ 二重鎖RNA製剤

DSM-5（diagnostic and statistical manual of mental disorders 5th edition）　*42*

E

EB（Epstein-Barr）ウイルス　*49*

EBM（evidence-based medicine）　*159*

epidemic neuromyasthenia　*3, 4*

F

FDG（fluoro-2-deoxy-D-glucose）-PET　*33*

febricula　*2*

FIQ（fibromyalgia impact questionnaire）スコア　*118*

first wave of chronic fatigue　*2*

FM（fibromyalgia）　☞ 線維筋痛症

fMRI（functional magnetic resonance imaging）　*11*

FMS（fibromyalgia syndrome）　☞ 線維筋痛症候群

FSS (functional somatic syndrome) ☞ 機能性身体症候群

Fukuda基準 *6, 44*

G

GABA (gamma-aminobutyric acid) *24*

GET (graded exercise therapy) ☞ 段階的運動療法

GRADE (grading of recommendations assessment, development and evaluation) *161*

H

HANS (human palliomavirus vaccination associated with neuroimmunopathic syndrome) *91*

HF (high frequency) *22, 55, 139*

HHV-6 (human herpesvirus 6) ☞ ヒトヘルペス6型ウイルス

homeopathy *168*

HPV (human papillomavirus) ワクチン *91*

HSP (heat shock protein) ☞ ヒートショック蛋白

――関連神経免疫異常症候群 ☞ HANS

hydroperoxide *121*

I

ICD (international statistical classification of diseases and related health problems) *12*

ICSD (the international classification of sleep disorders) *102*

idiopathic chronic fatigue ☞ 特発性慢性疲労

immunoglobulin G *164*

IRF (interferon regulatory factor)-3 *151*

L

LF (low frequency) *22*

LNKS (low natural killer syndrome) *11*

LTD (long-term depression) *153*

LTP (long-term potentiation) *153*

M

mAChR (muscarinic acetylcholine receptor) ☞ ムスカリン1型アセチルコリン受容体

ME (myalgic encephalopathy) ☞ 筋痛性脳脊髄症

ME/CFS (myalgic encephalomyelitis/chronic fatigue syndrome) ☞ 筋痛性脳脊髄炎/慢性疲労症候群

MEP (motor evoked potential) ☞ 運動誘発電位

mt (mitochondrial) DNA *51*

MRI *53*

muscular rheumatism *2*

N

NADH (nicotinamide adenine dinucleotide) *128*

NAP (nucleosome assembly protein) 1 *150*

NaSSA (noradrenergic and specific serotonergic antidepressant) ☞ ノルアドレナリン作動性・特異的セロトニン作動性抗うつ薬

NDS (neuroendocrine-immune dysfunction syndrome) ☞ 神経内分泌免疫不全症候群

nervous exhaustion *2*

neurasthenia ☞ 神経衰弱

neurasthenic compulsion *2*

neuroinflammation ☞ 脳内神経炎症

the New England invalid *2*

NGF (nerve growth factor) ☞ 神経成長因子

NIOF (neuro-inflammatory and oxidative fatigue) *10*

NK (natural killer) *63*

――活性 *50*

――細胞 *22, 90, 147*

NSAIDs (non-steroidal anti-inflammatory drugs) *61, 86*

O

orthostatic intolerance *40*

osteopathy *168*

P

PACE trial *8, 74*

pain-spasm-pain cycle *120*

PET *9, 11, 31, 50, 54, 64*

PET-CT *90*

PICO *161*

—— 分類 *161*

PK11195 *31, 64*

POMS (profile of mood states) *114, 138*

post-isometric relaxation *135*

POTS (postural orthostatic tachycardia syndrome) ☞ 体位性頻脈症候群

PS (performance status) *11, 24, 37, 39, 60, 93, 109, 114*

PSG (polysomnography) ☞ ポリソムノグラフィ

PSQI (Pittsburgh sleep quality index) *103, 107, 108*

Q

QOL *79, 99, 106*

quercus robur *129*

R

RAA (renin-angiotensin-aldosterone) *24*

RCT (randomized controlled trial) ☞ ランダム化比較試験

rTMS (repetitive TMS) ☞ 反復性経頭蓋磁気刺激療法

S

SDS (self-rating depression scale) ☞ 自己評価式抑うつ性尺度

SEID (systemic exertion intolerance disease) *9, 13, 35, 57, 103*

—— 基準 *36*

SF-36® (MOS 36-item short-form health survey) *106*

SLE (systemic lupus erythematosus) ☞ 全身性エリテマトーデス

slut-ins *2*

SNRI (serotonin and noradrenaline reuptake inhibitor) ☞ セロトニン・ノルアドレナリン再取り込み阻害薬

SOD (superoxide dismutase) *112, 128*

SpA (spondyloarthritis) ☞ 脊椎関節炎

spasm *120*

SPECT (single-photon emission computed tomography) *54, 90, 120*

SS (Sjögren's syndrome) ☞ シェーグレン症候群

SS (symptom severity) ☞ 徴候重症度

SSRI (selective serotonin reuptake inhibitor) ☞ 選択的セロトニン再取り込み阻害薬

staphylococcus toxoid *164*

T

TBK (TANK-binding kinase) 1 *150*

TCA (tricarboxylic acid) *25*

TGF (transforming growth factor)-β *22, 51*

TICAM (toll/IL-1R domain-containing adaptor molecule)-1 *149*

TLR (toll like receptor) ☞ Toll様受容体

TLR3 ☞ Toll様受容体-3

TMS (transcranial magnetic stimulation) ☞ 経頭蓋磁気刺激療法

TNF-α *139*

Toll様受容体 *148*

—— -3 *149*

TRAF (TNF receptor-associated factor) *150*

TRIF (toll/interleukin-1 receptor domain-containing adaptor protein inducing interferon) *149*

TRP (transient receptor potential) *121*

—— V1 (TRP vanilloid receptor 1) *121*

V

VAS (visual analogue scale) *114*

W

WAON therapy ☞ 和温療法

WPI (wide-spread pain index) ☞ 疼痛拡大指数

X

XMRV (xenotropic murine leukemia virus-related virus) ☞ 異種指向性マウス白血病ウイルス関連ウイルス

●和文

あ

アイスランド病　3
アイソメトリックヨガ　23, 24, 131
アクチグラフ　109
アシクロビル　164
アジュバント誘発自己免疫・自己炎症症候群　91
アセチルカルニチン　54
アセトアミノフェン　97
アトピー性皮膚炎　155
アミトリプチリン塩酸塩　97
アルドステロン　24
アレキシサイミア　78
アロディニア　90
アンプリジェン　148
圧痛点　94

い

インターフェロンα　164
インターフェロンβ　151
インフルエンザ　21
意識　72
異種指向性マウス白血病ウイルス関連ウイルス　7, 49
遺伝子　51
遺伝的要因　77
閾値論的仮説　77, 78
一酸化窒素　112

う

うつ病　26
ウイルス感染　21
　── 後疲労症候群　12
運動強度　75

運動プログラム　83
運動誘発電位　152
運動量　74, 83
運動療法　61, 73, 74, 141, 165

え

エビデンスレベル　162
エンテロウイルスß　49
栄養補助食品　167
疫学調査　16
疫学的抑うつ尺度　85
塩化亜鉛療法　153, 155
炎症マーカー　132
遠赤外線均等乾式サウナ　113, 165

お

黄芩　69
温熱療法　112

か

カウンセリング　157
カナダ基準　7, 45, 46
ガバペンチン　97
過活動　72
過剰適応　78
過敏性腸症候群　26
過労　78
家族・家庭　79, 81, 84
概日リズム　109
　── 睡眠障害　82
活動回避　72
活動記録表　73, 76
活動レベル　83
学校　79
環境要因　77
還元型CoQ10　127

感染後CFS　21
感染後ME/CFS　50, 143
感染症　49
甘草　69
完璧主義　78
鑑別　38, 42, 49
漢方　61, 67, 69, 70, 86, 164

き

気管支喘息　156
気血津液弁証　76
器質的疾患　66
機能性身体症候群　88, 153, 154
機能性ディスペプシア　80
機能的MR画像解析　90
起立試験　40, 41
起立性調節障害　23, 40, 41
客観的睡眠状況　107
共存　38, 42
局所脳血流量　54
筋痛性脳脊髄炎　3, 5, 30, 35
　── /慢性疲労症候群　1, 12, 15, 20, 48, 77, 88, 131, 142, 145, 151, 153, 159
　疫学　15
　機能低下　152
　研究費　9
　国際合意基準　7
　システマティックレビュー　159
　重症患者　156
　治療法　67
　病因　20
　病態　20
　病態仮説　67, 79, 80
　病名　1, 12, 30, 35

索引

歴史　*1, 10*

診断基準　*103*

臨床診断基準（案）　*103*

く

クエン酸 ☞ TCA

クリニカルクエスチョン　*161*

グアニジノ酢酸　*128*

グレリン　*118*

け

経頭蓋磁気刺激療法　*151*

経鼻的持続陽圧呼吸療法　*40*

経絡治療　*154*

研究用診断基準　*43*

健康関連QOL　*105, 107*

検査異常　*49*

倦怠感　*39, 42, 60*

こ

コクサッキーBウイルス　*49*

コルチコステロイド　*164*

コルチゾール　*21*

呼吸器感染　*155*

抗CD20モノクローナル抗体　*145*

抗gAChR抗体（ganglionic acetylcholine receptor）　*50*

抗VGKC（voltage-gated potassium channel）複合体抗体　*91*

抗うつ薬　*64, 85, 97, 164*

抗酸化マーカー　*132*

抗酸化力　*53*

抗自律神経節アセチルコリン受容体抗体 ☞ 抗gAChR抗体

抗体依存性細胞障害活性　*147*

抗電位依存性カリウムチャネル複合体抗体 ☞ 抗VGKC複合体抗体

抗不安薬　*85*

抗利尿ホルモン　*24*

交感神経機能　*22, 55*

交流分析　*84*

向精神薬　*61*

構造方程式モデリング　*80*

高体温　*26*

高ポリフェノールチョコレート　*129*

後天的要因　*77*

行動的特徴　*72*

国際ME診断基準　*56*

さ

サイトカイン　*21, 51, 90*

サブスタンスP　*90*

サプリメント　*86, 128*

酸化ストレス　*25, 53, 121*

酸化ストレスマーカー　*132*

三環系抗うつ薬　*164*

山梔子　*69*

し

シェーグレン症候群　*88*

システマティックレビュー　*168*

シナプス　*153*

子宮頸がんワクチン　*153*

思考記録表　*73, 76*

支持的心理療法　*81*

視床下部－下垂体－副腎系　*21, 52, 90*

自己基準　*72*

自己効力感　*73*

自己診断疲労度チェックリスト　*105*

自己評価式抑うつ性尺度　*85*

自律訓練法　*85*

自律神経機能　*112*

── 検査　*22*

── 評価　*55*

持続・増悪因子　*79*

疾病反応　*21*

失感情症 ☞ アレキシサイミア

実態調査　*15*

主観的睡眠観　*103, 105*

集学的治療　*66*

集団発生　*3*

重症患者　*113*

準備因子　*78*

徐波睡眠　*107, 109*

証　*68*

小心症　*23*

上咽頭炎　*153, 155*

上咽頭・大脳辺縁系相関仮説　*154*

職場　*79*

鍼灸　*167*

心胸郭比　*23*

神経炎症　*30, 32, 57, 64*

神経障害性疼痛　*89*

── 治療薬　*97*

神経衰弱　*2*

神経成長因子　*90*

神経体液性因子　*112*

神経伝達物質　*90*

神経内分泌免疫不全症候群　*6*

診断基準　*4, 30, 35*

心拍出量　*120*

心房性ナトリウム利尿ペプチド　*112*

心理社会的因子 *77, 80*

心理療法 *70, 71, 83*

心療内科 *77*

　　── 的治療 *77, 80*

腎盂炎 *154*

す

スクリーニング検査 *48*

ストレス *25, 139*

推奨グレード *162*

睡眠異常 *101*

睡眠覚醒リズム解析 *55*

睡眠障害 *40, 82, 102, 103*

睡眠薬 *85*

せ

セロトニン *54, 90*

セロトニン・ノルアドレナリン再取

　　り込み阻害薬 *61, 85, 97*

生活リズム *75*

精神科的評価 *63*

精神疾患 *63, 66*

精神症状 *64*

成長ホルモン *53*

脊椎関節炎 *88*

責任グラフ *73, 76*

線維筋痛症 *26, 62, 88, 116, 142,*

　　153

　　── 併存慢性疲労症候群 *92*

線維筋痛症候群 *89*

全身性エリテマトーデス *99*

全身性労作不耐症 ☞ SEID

選択的セロトニン再取り込み阻害

　　薬 *61, 85, 97*

先天的要因 *77*

そ

臓腑弁証 *76*

た

他者基準 *72*

体位性頻脈症候群 *22*

代替療法 *85*

単純計算課題 *127*

段階的運動療法 *73, 83, 165*

ち

知覚神経 *90*

治療 *59, 67, 82*

中枢性感作症候群 *89, 90*

中枢性疼痛 *89*

徴候重症度 *93*

腸内細菌叢 *25*

鎮痛 *61, 64, 120*

て

デヒドロエピアンドロステロンサ

　　ルフェート *21, 53, 139*

デュロキセチン塩酸塩 *97*

と

トラウマ *78, 79*

トラマドール塩酸塩 *97*

透析性ヒト白血球抽出物 *164*

疼痛 *31, 89, 90*

　　── 拡大指数 *62, 93*

特性不安 *80*

特発性慢性疲労 *46*

な

内因性モルヒネ様物質 *90*

内科的治療 *63*

内観療法 *84*

内受容感覚 *141*

内分泌・代謝系の異常 *52*

に

ニューロモデュレーション *153*

二重鎖RNA *149*

　　── 製剤 *148*

日常活動能力 *39*

日中活動量 *109*

入院 *157*

入浴 *113, 114*

認知機能障害 *31, 40*

認知機能タスク *23*

認知・行動意識化の程度 *72*

認知行動療法 *61, 71, 72, 83, 99,*

　　166

認知的特徴 *72*

の

ノイロトロピン® *97*

ノルアドレナリン *112*

　　── 作動性・特異的セロトニン

　　作動性抗うつ薬 *61, 97*

ノンレム睡眠 *101*

脳機能 *120*

脳・神経系の異常 *53*

脳性ナトリウム利尿ペプチド *112*

脳内炎症 *32*

脳内神経炎症 *88, 99*

は

パーソナリティ *79*

八綱弁証 *68, 76*

反復性経頭蓋磁気刺激療法 *151*

ひ

ヒートショック蛋白 *112*

ヒトヘルペス6型ウイルス *49*

ビタミン *61, 86, 167*

ピッツバーグ睡眠質問票 ☞ PSQI

非薬物療法 *82, 98*

疲労 *39, 42, 60, 105, 107, 108, 110, 132*

微熱 *26*

ふ

フレイル *124*

フローレンスナイチンゲール病 *5*

ブプレノルフィン *98*

プレガバリン *97*

不眠 *26*

附子 *69*

副交感神経機能 *22, 55, 56*

文献 *160, 161, 162*

分子標的薬 *145*

へ

ヘッドアップティルト試験 *40*

併存症 *26*

扁桃炎 *154*

弁証論治 *68*

ほ

ホームワーク *73*

ボルナ病ウイルス *49*

ポジトロンCT *33, 57, 64*

ポリソムノグラフィ *101*

補完代替治療 *167*

補体依存性細胞障害活性 *148*

ま

マルチビタミン *128*

麻黄 *69*

麻薬性鎮痛薬 *98*

末梢性ベンゾジアゼピン受容体 *31*

慢性疲労症候群 *4, 30, 35, 127*

慢性疲労免疫機能障害症候群 *5*

み

ミクログリア *31, 32, 54, 57, 64, 89, 90, 99*

ミネラル *167*

む

ムスカリン1型アセチルコリン受容体 *50*

無意識 *72*

め

メタボローム解析 *53*

免疫系の異常 *50*

免疫療法 *145*

や

薬物療法 *85, 97, 164*

ゆ

有酸素運動 *99, 141*

有病率 *15*

誘発因子 *78*

よ

ヨガ *85, 131, 132, 165*

予後 *59, 63*

抑圧 *78*

抑うつ *31, 85*

ら

ランダム化比較試験 *127*

り

リウマチ性疾患 *88*

リツキシマブ *145, 146*

リラクセーション法 *85*

流行性神経筋無力症 ☞ epidemic neuromyasthenia

良性筋痛性脳脊髄炎 *3*

臨床検査 *38, 42, 48*

臨床診断基準 *35, 37, 43, 48*

れ

レジスチン *22*

レニン *24*

レム睡眠 *101*

ろ

ロイヤルフリー病 *3*

労作後疲労 *75*

わ

和温療法 *24, 112, 151, 154, 156, 165*

編者紹介

倉恒弘彦（くらつねひろひこ）
一般社団法人日本疲労学会 理事

〈略歴〉
1987年　大阪大学大学院医学系研究科博士課程修了
1987年　大阪大学微生物病研究所助手（臨床部門内科）
1993年　大阪大学医学部血液・腫瘍内科学助手，講師，助教授を経て
2003年　関西福祉科学大学健康福祉学部教授
2003年　大阪市立大学医学部客員教授
2009年～17年　東京大学大学院農学生命科学研究科特任教授
2013年　関西福祉科学大学健康福祉学部学部長（教授）
2014年　国立研究開発法人理化学研究所客員主管研究員，現在に至る

〈役職〉
文部科学省「疲労および疲労感の分子・神経メカニズムとその防御に関する研究」総合推進委員（1999年4月～2005年3月）
厚生労働省・日本医療研究開発機構（AMED）慢性疲労症候群関連研究班代表研究者（2009年4月～2018年3月）
一般社団法人日本疲労学会理事（2004年～）

松本美富士（まつもとよしふじ）
一般社団法人日本線維筋痛症学会 理事

〈略歴〉
1968年　名古屋市立大学卒業
1974年　名古屋市立大学医学部第二内科助手，講師，助教授を経て
1998年　愛知県豊川市民病院副院長
2006年　藤田保健衛生大学七栗サナトリウム（現・藤田医科大学七栗記念病院）内科
2011年　東京医科大学医学総合研究所客員教授
2012年　地方独立行政法人桑名市総合医療センター顧問
　　　　　藤田医科大学七栗記念病院内科学客員教授

〈役職〉
厚生労働省・日本医療研究開発機構（AMED）慢性疲労症候群関連研究班分担研究者
厚生労働省・日本医療研究開発機構（AMED）線維筋痛症研究班研究代表者・分担研究者
一般社団法人日本疲労学会理事
一般社団法人日本線維筋痛症学会理事

専門医が教える
筋痛性脳脊髄炎／
慢性疲労症候群(ME/CFS)診療の手引き

定価（本体4,300円＋税）

2019年10月15日　　第1版

編　者　倉恒弘彦，松本美富士
発行者　梅澤俊彦
発行所　日本医事新報社
　　　　〒101-8718東京都千代田区神田駿河台2-9
　　　　電話　03-3292-1555（販売）・1557（編集）
　　　　www.jmedj.co.jp
　　　　振替口座　00100-3-25171
印　刷　株式会社加藤文明社

©倉恒弘彦，松本美富士　2019　Printed in Japan
ISBN978-4-7849-4860-4　C3047　¥4300E

・本書の複製権・翻訳権・上映権・譲渡権・公衆送信権（送信可能化権を含む）
は（株）日本医事新報社が保有します。
・ JCOPY ＜（社）出版者著作権管理機構 委託出版物＞
本書の無断複写は著作権法上での例外を除き禁じられています。複写される
場合は，そのつど事前に，（社）出版者著作権管理機構（電話 03-3513-6969，
FAX 03-3513-6979，e-mail:info@jcopy.or.jp）の許諾を得てください。

電子版のご利用方法

巻末の袋とじに記載されたシリアルナンバーで，本書の電子版を利用することができます。

手順①：日本医事新報社Webサイトにて会員登録（無料）をお願い致します。
（既に会員登録をしている方は手順②へ）

日本医事新報社Webサイトの「Web医事新報かんたん登録ガイド」でより詳細な手順をご覧頂けます。
www.jmedj.co.jp/files/news/20170221%20guide.pdf

手順②：登録後「マイページ」に移動してください。
www.jmedj.co.jp/mypage/

「マイページ」

マイページ中段の「会員限定コンテンツ」より電子版を利用したい書籍を選び，右にある「SN登録・確認」ボタン（赤いボタン）をクリック

表示された「会員限定コンテンツ」欄の該当する書名の右枠にシリアルナンバーを入力

下部の「確認画面へ」をクリック

「変更する」をクリック

会員登録（無料）の手順

1 日本医事新報社Webサイト（www.jmedj.co.jp）右上の「会員登録」をクリックしてください。

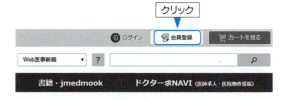

2 サイト利用規約をご確認の上（1）「同意する」にチェックを入れ，（2）「会員登録する」をクリックしてください。

3 （1）ご登録用のメールアドレスを入力し，（2）「送信」をクリックしてください。登録したメールアドレスに確認メールが届きます。

4 確認メールに示されたURL（Webサイトのアドレス）をクリックしてください。

5 会員本登録の画面が開きますので，新規の方は一番下の「会員登録」をクリックしてください。

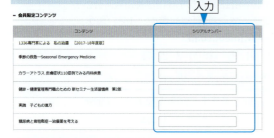

6 会員情報入力の画面が開きますので，（1）必要事項を入力し（2）「（サイト利用規約に）同意する」にチェックを入れ，（3）「確認画面へ」をクリックしてください。

7 会員情報確認の画面で入力した情報に誤りがないかご確認の上，「登録する」をクリックしてください。